L'information du patient en médecine nucléaire

Éthique et pratique médicale
fondée par Richard Moreau
Collection dirigée par Roger Teyssou

La collection « Éthique et pratique médicale » est une tribune qui permet à tous les acteurs du monde de la santé, professionnels, enseignants, administrateurs, économistes et patients d'exposer leurs opinions, de décrire leur expérience et de proposer des solutions aux problèmes posés par une profession en pleine mutation, et ce en toute indépendance et en conformité avec la déontologie et les bonnes pratiques médicales.

Dernières parutions

Gilles Damas FROISSART, *Voyage à travers la psychiatrie stéphanoise 1975 – 2015, De l'envie de changer le monde à l'imagerie cérébrale,* 2018.
Tanguy KERVRAN, *Féminin Pluriel, Mémoires d'un gynécologue accoucheur*, 2018.
Julia BONNEMAISON, *Chirurgie de l'obésité et diététique, Une spécialiste répond à vos questions,* 2017.
Bernard SELE, *Numerus clausus, De la maltraitance des carabins au naufrage de la médecine générale*, 2017.
Jacques-Michel LACROIX, *La médecine formatée, Médecins et malades face aux nouvelles technologies,* 2017.
Guy EVEN, *Les deux têtes du médecin*, 2017.
Thierry PATRICE, *Les aléas du vivant, Ordre ou désordre ?,* 2017.
Jean-Yves de la CAFFINIÈRE, *Chirurgie et société. Retour sur 13 articles publiés dans la presse médicale généraliste*, 2017.
Bahram MATINE et François RÉGNIER, *Des maux en paroles. Médecine et malades venus d'ailleurs*, seconde édition revue et augmentée, 2016.
Pierre de PUYTORAC et Auriane ARTUSSE, *La mort en 60 questions, La mort observée, expliquée, repoussée*, 2016.
Dominique PERSOONS, *Santé riche et Médecine pauvre*, 2016.

Dr Jean-Marc Israël

L'information du patient en médecine nucléaire

Dire et comprendre

L'Harmattan

Du même auteur

Irr komm' fer Atomwasser"
ou informations, méconnaissances et caricatures
concernant la radioactivité dans la clientèle
d'un service de Médecine Nucléaire en Alsace,
Montpellier, 1991.

Présentation d'une enquête de satisfaction
(méthodologie et résultats) au sein de la clientèle
d'un Service de Médecine Nucléaire libéral,
Paris, 1998.

Du mensonge à une vérité imposée, le colloque singulier
autour d'un examen à visée oncologique par Tep,
Mulhouse, 2014.

5-7, rue de l'Ecole-Polytechnique, 75005 Paris

http://www.editions-harmattan.fr

ISBN : 978-2-343-14795-6
EAN : 9782343147956

Le vent se lève !... Il faut tenter de vivre !

Paul Valéry, *Le Cimetière marin*

… et donc tu supprimeras un zéro de ces chiffres,
transformant les centimètres en millimètres […],
et ce faisant, tu te couillonneras toi-même…

Sandro Veronesi, « Une prophétie »
(*in Un coup de téléphone du ciel,* Grasset, 2014)

I. Introduction

Dire la « Vérité » au malade, lui donner les éléments lui permettant de comprendre les soins qui lui sont prodigués et obtenir son consentement pour ce faire, voici quelques-uns des éléments qu'un médecin devrait mettre en œuvre pour remplir ses obligations envers son patient.

Mais de quelle vérité parle-t-on, quel médecin doit se charger de l'exprimer ? Dans quelles conditions ? Qui doit-il, qui peut-il informer si le sujet lui-même ne peut ou ne veut pas entendre cette vérité ? Et cette vérité elle-même, loin d'être univoque, correspond-elle à une accumulation de données « scientifiques » ? À un pronostic global ? À l'estimation d'une échéance temporelle ? À une description minutieuse d'un ensemble de risques ? Ou peut-être est-elle plutôt la résultante d'un ensemble d'items, comprenant aussi bien ces éléments objectifs que de multiples signes ou messages provenant du patient, de son entourage ou de l'ensemble des professionnels en charge de son accompagnement médical ? De ce fait, comment parler de vérité pour ce qui perdrait toute valeur purement « objective » ? Et, si vérité il y a, la connaissons-nous ?

C'est une part de cette problématique à laquelle sont confrontés les médecins « imagiers », et notamment les spécialistes en Médecine Nucléaire (ou médecins isotopistes) qui réalisent les examens par Tomographie par Emission de Positrons (TEP), qui rencontrent le patient de façon ponctuelle, mais dont les examens apportent des éléments importants de diagnostic, de suivi de traitement ou d'évolutivité de la maladie. Et c'est cette notion d'une connaissance de « faits » sur la pathologie du malade qui provoque souvent, et à juste titre, une demande d'information immédiate de la part du patient ou de son entourage.

Nous verrons au fur et à mesure de l'avancée de ce travail, les exigences légales et réglementaires qui s'imposent actuellement aux professionnels, le cas particulier de la TEP, les façons de faire courantes des médecins isotopistes et les questions qu'elles posent, avant d'aborder ce qui est pour nous le fond de la question, la place de l'information du patient : est-elle la panacée aux angoisses des uns et des autres ? Que devient, dans ce cadre (trop) étroit, le colloque singulier, lieu d'échange, de découverte (de soi et) de l'autre autant que de la maladie ? L'objectivité, voire la froideur, de l'information pragmatique, peut-elle, doit-elle s'accompagner d'autre chose, et alors de quoi ? Que peut-on penser d'une vérité qui serait assénée à un patient qui ne serait pas prêt à la (re)connaître ? Qu'en pensent les philosophes qui se sont interrogés sur l'éthique (ou la morale) ? Quel est ce rôle dévolu aux soignants par la société, et celui dont on charge les patients eux-mêmes ?

L'apparition de ces multiples problématiques dans le champ de la responsabilité médicale témoigne de leur importance aujourd'hui, et nous souhaitons que cette approche participe éventuellement à leur reconnaissance et leur prise en compte.

II. Éléments légaux et réglementaires

Si la rencontre entre malade et médecin ne peut et ne doit pas se réduire à un échange d'informations, elle doit évidemment en contenir. Ces informations, apportées par l'un et l'autre des protagonistes, doivent permettre au médecin de répondre aux diverses exigences scientifiques, morales, éthiques, sociétales, que nous aborderons plus loin, mais également plus simplement de se conformer aux lois et règlements qui encadrent sa pratique.

a. Code de la Santé Publique, Code de déontologie

Le Code de la Santé publique, dans sa version consolidée du 26 janvier 2014, comprend une première partie législative et une seconde réglementaire, divisées toutes deux en multiples parties, livres, chapitres, sections, sous-sections et paragraphes qui organisent l'ensemble des activités liées à la Santé sur l'ensemble du territoire national.

Le deuxième article de la toute première section (L1111.2) s'ouvre sur la phrase : « Toute personne a le droit d'être informée sur son état de santé ». Et d'emblée, nous comprenons qu'il ne faut pas confondre ce droit et une obligation qui serait faite à chacun d'entendre ce qu'il se refuserait à connaître, puisqu'il est dit quelques lignes plus bas : « La volonté d'une personne d'être tenue dans l'ignorance d'un diagnostic ou d'un pronostic doit être respectée, sauf lorsque des tiers sont exposés à un risque de transmission ».

Et c'est bien le médecin et l'ensemble de l'équipe soignante qui sont responsables de cette information : « Cette information incombe à tout professionnel de santé dans le cadre de ses compétences et dans le respect des règles professionnelles qui lui sont applicables ». On peut ébaucher ici un premier débat sur ce que le législateur entend par le terme « compétences ». S'agit-il des connaissances techniques et scientifiques du professionnel, un savoir qui le rendrait apte à informer, ou faut-il comprendre par ce terme une capacité humaine à approcher l'autre sans (trop) le heurter, voire la validation d'une formation spécifique dans ce but ? En effet, c'est bien ce qui se passe dans les si mal nommées « consultations d'annonce », réalisées par des soignants formés à cet effet, où les patients se rendent souvent pour entendre non pas une annonce de diagnostic, celle-ci ayant souvent été faite auparavant par un médecin, souvent justement non formé à cet affrontement, mais des explications plus terre-à-terre sur les conséquences du diagnostic, des traitements, des processus de la prise en charge.

La question suivante découle du « respect des règles qui lui incombent ». Dans ses commentaires de l'article 35 du Code de déontologie médicale (nous y reviendrons plus loin), l'Ordre national des médecins précise simplement « les règles déontologiques qui lui sont applicables », ce qui n'explique rien. On considérera dans la suite de ce travail que ces règles sont respectées…

La façon dont l'information doit être apportée est définie par la loi par ces quelques mots : « Cette information est délivrée au cours d'un entretien individuel ». Pour le reste, le législateur préfère s'en remettre à des structures spécialisées : « Des recommandations de bonnes pratiques sur la délivrance de l'information sont établies par la Haute Autorité de Santé et homologuées par arrêté du ministre chargé de la santé ».

Jusque-là, rien que de très compréhensible. Là où les choses se compliquent, c'est lorsque la loi précise, toujours dans le même article : « En cas de litige, il appartient au professionnel ou à l'établissement de santé d'apporter la preuve que l'information a été délivrée à l'intéressé dans les conditions prévues au présent article. Cette preuve peut être apportée par tout moyen ». La preuve de ce qu'un patient aurait demandé, par exemple, à être tenu dans l'ignorance de son diagnostic ? A un moment donné, peut-être, mais à un autre instant ? Par un professionnel précis, pourquoi pas, mais par un autre ? D'une certaine façon, éventuellement, mais autrement ?

Ce texte est repris dans la partie réglementaire sous l'intitulé R 4127-35 (article suivi de celui sur le consentement du patient, puis de celui sur la limitation des traitements) qui complète et précise :

« Le médecin doit à la personne qu'il examine, qu'il soigne ou qu'il conseille une information loyale, claire et appropriée sur son état, les investigations et les soins qu'il lui propose. Tout au long de la maladie, il tient compte de la personnalité du patient dans ses explications et veille à leur compréhension.

Toutefois, lorsqu'une personne demande à être tenue dans l'ignorance d'un diagnostic ou d'un pronostic, sa volonté doit être respectée, sauf si des tiers sont exposés à un risque de contamination.

Un pronostic fatal ne doit être révélé qu'avec circonspection, mais les proches doivent en être prévenus, sauf exception ou si le malade a préalablement interdit cette révélation ou désigné les tiers auxquels elle doit être faite. »

Les termes essentiels sont ceux « d'information loyale, claire et appropriée ». Il ne s'agit pas de vouloir asséner une vérité absolue, mais la désinformation, ou le mensonge systématique, sont proscrits. Une information appropriée est celle qui convient au patient pour la prise en charge optimale de sa pathologie et tous les professionnels reconnaissent qu'elle nécessite parfois de nombreuses étapes pour être admise, digérée, assimilée. Il faut aussi admettre que c'est le médecin qui s'arroge le droit de juger, peut-être avec raison, de ce qui est bon pour le patient. Lui dénier ce droit serait certainement bien pire, puisque cela reviendrait à considérer que ses connaissances scientifiques ne sont que de bien peu de poids face au ressenti du malade.

Un autre mot mérite également un peu de réflexion, la « circonspection » avec laquelle un diagnostic fatal doit être évoqué. Cette « prudence, précaution, réserve, qui incite à ne négliger aucune circonstance avant d'agir » (dictionnaire Larousse) nous invite à être très précautionneux, pour éviter d'effrayer le patient en lui annonçant un pronostic de mort plus ou moins imminente, au-delà du diagnostic qui nous incombe, même si chacun sait que la seule certitude de l'humain est bien sa nature mortelle.

Comme si, aujourd'hui, le patient était incapable de vérifier, sur internet notamment, les conséquences d'un diagnostic qui, lui, pourrait être annoncé de façon plus franche ! Et que penser du fait que l'entourage doive savoir ce qu'il faut cacher au patient, transformant ainsi le malade en mineur incapable de gérer sa propre vie, le médecin s'arrogeant, encore une fois, le droit de dissimuler l'inacceptable (de son point de vue), ce que sa science lui permet de savoir, cette épée de Damoclès suspendue au-dessus de la tête de celui qu'on voudrait empêcher de décider pour lui-même.

Le Code de déontologie médicale, dans sa version de novembre 2012, reprend mot à mot ce texte dans son article 35. Mais les commentaires du Conseil National de l'Ordre des Médecins (CNOM) sur cet article, datant d'octobre 2012, sont, eux, beaucoup plus fournis et tournent, après des explications sur le devoir d'information par le médecin et le droit à l'information du patient, autour de trois adjectifs qualificatifs de l'information. Les phrases entre guillemets dans les paragraphes suivants sont tirées in extenso de ces commentaires.

Le droit à l'information du malade, et donc le devoir du médecin d'informer son patient, s'il nous semble s'imposer de lui-même, est lié, pour le CNOM, aux faits suivants : « le premier reproche adressé aux médecins se résume par la formule : "Il ne m'a rien dit". Cela doit s'entendre souvent comme : "il ne m'a pas dit ce que j'attendais de lui" ou : "je n'ai pas compris ce qu'il m'a dit". Ce défaut d'information est la cause la plus fréquente des procédures engagées contre un médecin ».

Ces commentaires s'appuient également sur la loi n° 2002-303 du 4 mars 2002 relative aux droits des malades et à la qualité du système de santé, chapitre 1er intitulé : «Information des usagers du système de santé et expression de leur volonté ».

Pour le CNOM, l'information doit être « claire, loyale et appropriée ».

La clarté recouvre essentiellement l'intelligibilité de cette information, avec une simplification des termes qui évitera un jargon trop spécialisé, autant de répétitions et d'explications que nécessaire avec éventuellement une reformulation par le patient lui-même, et une simplification éventuelle des explications concernant une situation complexe. On perçoit d'emblée la difficulté de cet exercice, qui comporte à la fois une part de connaissances scientifiques objectives, une qualité psychologique suffisante pour permettre la compréhension du patient, et des qualités indéniables de vulgarisateur de notions médicales parfois multivoques, voire contradictoires. Ces notions, d'ailleurs, auront éventuellement été discutées longuement lors des Réunions de Concertation Pluridisciplinaires (RCP), aujourd'hui obligatoires pour tous les dossiers de cancérologie, et qui permettent à des médecins spécialistes de différentes disciplines (chirurgiens, oncologues, spécialistes d'organes, spécialistes d'imagerie ou d'anatomie pathologique…) de confronter leurs points de vue quant au diagnostic positif, aux possibilités thérapeutiques et aux éléments pronostiques sur un dossier donné au regard des données scientifiques connues, de « l'état de l'art », des problèmes éthiques particuliers au contexte, etc., et ne découlent donc pas forcément des connaissances ou des propositions du médecin qui se confronte directement au patient.

L'information doit être « appropriée » à la pathologie, au moment de l'évolution, aux traitements proposés et « selon le patient, enfin et surtout. Des troubles mentaux liés à la maladie ou à l'âge ne doivent pas a priori constituer une raison de se taire. Pour chaque personne au contraire il faut parler et expliquer, en exploitant toutes les possibilités de compréhension du patient, possibilités qui se révèlent dans leur étendue et leurs limites au cours de l'exercice. »

C'est le terme de « loyale » qui est essentiel pour cette instance. « On ne ment pas à quelqu'un qui doit être respecté. Cette loyauté ne signifie pas une franchise brutale, crue, sans cœur. Mais toute dissimulation ou tout mensonge est exclu, sauf en fonction des restrictions que nous allons voir, dont l'application devrait devenir plus rare. L'intention de tromper ou dol est une faute en droit général ; elle peut être la cause de nullité d'un contrat et source de responsabilité.

[...] À ce devoir d'information du patient il est une exception : le respect de la volonté exprimée par la personne d'être tenue dans l'ignorance d'un diagnostic ou d'un pronostic graves ».

Bien évidemment, la volonté affichée par un patient de ne pas connaître son diagnostic implique le plus souvent une angoisse de mort, et surtout, au moins un doute concernant sa pathologie et une peur, non pas forcément de la maladie elle-même, mais souvent du terme de « cancer » qui recouvre pour ce patient-là une souffrance liée alors à des antécédents familiaux ou amicaux, par exemple. L'un des éléments nécessaire alors à la participation du patient et sa tolérance aux traitements passe peut-être par la résolution de ce problème, et donc la compréhension par le patient lui-même de cette angoisse au cours d'un travail qui peut être long et difficile, mais souvent indispensable à la prise en charge du malade.

b. Cour de Cassation

Depuis plusieurs arrêts de la Cour de Cassation, dont celui de février 1997 (arrêt Hédreul, Civ. 1, n° 94-19685), la preuve de l'apport de l'information au patient et de sa qualité doit être apportée par le médecin en cas de litige. Cette obligation a été confirmée depuis à de très nombreuses reprises par la Cour. Ce que l'on pourrait appeler « l'exception de gravité » est un élément qui reste essentiel dans le cadre de ce travail et nous y reviendrons plus tard.

Mais la haute juridiction va plus loin. Elle impose également à chaque médecin intervenant, et notamment les radiologues, de donner une information compréhensible. En date du 16 janvier 2013, un arrêt (Cass. Civ 1, 16.1.2013, N° 14) estime qu'un médecin ne peut pas s'en remettre à un autre pour informer un patient sur son état de santé. Pour la justice, chaque praticien doit une explication au patient et un compte-rendu envoyé à un confrère « adresseur » ne dispense pas de cette obligation. À l'origine de ce jugement, l'affaire suivante : un médecin avait envoyé son patient vers un radiologue pour un examen de contrôle, cinq ans après une opération. Le radiologue s'était contenté d'un compte-rendu au médecin prescripteur, rédigé en termes professionnels, sans rien indiquer de précis au patient. Il estimait que son rapport était rédigé en termes parfaitement clairs pour le médecin prescripteur qui se chargerait, en revoyant le patient, de les lui expliquer et d'envisager avec lui les conséquences des constatations radiologiques. Ce n'est pas l'avis des juges qui expliquent que même si ce médecin prescripteur est le médecin traitant, il n'est pas seul en charge du devoir d'information. Le spécialiste ne pouvait pas se décharger sur lui de l'obligation d'information car elle incombe à tout professionnel de santé, sauf urgence ou impossibilité d'informer. La responsabilité du radiologue était donc engagée dans un éventuel retard de soins, lui-même potentiellement péjoratif pour le malade.

Le refus de connaître un diagnostic, ou un pronostic, a également été longuement commenté par l'ordre des médecins et les phrases suivantes sont tirées quasiment in extenso de ces commentaires. « À ce devoir d'information du patient il est une exception: le respect de la volonté exprimée par la personne d'être tenue dans l'ignorance d'un diagnostic ou d'un pronostic graves.

Toutefois, cette exception ne peut s'appliquer lorsque des tiers sont exposés à un risque de contamination. [...]

Ces informations pourront nécessiter plusieurs entretiens.

Les progrès de la médecine font que certains diagnostics jadis désespérants ne sont plus aujourd'hui synonymes d'incurabilité. Il n'est plus question aujourd'hui de taire un diagnostic. Mais il y a la façon de dire, qui compte beaucoup. Ou de laisser deviner. Une mauvaise nouvelle est en soi, source de détresse, détresse que l'on peut réduire au minimum en se montrant sensible et solidaire. Interviennent alors l'empathie et l'expérience du praticien, pour rendre service sans désespérer, pour rester proche de la vérité sans abandonner.

Les professionnels de santé doivent être formés à la gestion de ces situations d'annonce d'un diagnostic ou d'un pronostic grave où la communication est essentielle. L'acquisition des techniques nécessaires à cette fin devrait être généralisée au même titre que l'est la formation clinique.

Lorsque le pronostic est fatal et que la vie est menacée à brève échéance, le patient doit le savoir, parce qu'il est le premier concerné ou qu'il a des dispositions à prendre en vue de sa probable disparition.

D'une façon générale l'authenticité de la communication est un élément important de la confiance.

Si le patient a fait part au médecin de sa volonté de rester dans l'ignorance de ce pronostic, sans s'opposer à toute révélation, il convient de prévenir les membres de la famille, un proche ou la personne de confiance pour qu'ils apportent leur soutien à la personne malade et prennent les dispositions nécessaires. Le rôle du médecin est facilité lorsque le patient a précisé ses souhaits dans des "directives anticipées". »

c. La Haute Autorité de Santé

Comme nous l'avons vu, la loi précise que les Bonnes Pratiques de l'apport d'information sont fixées par la Haute Autorité de Santé (HAS). Pour ce qui concerne les hôpitaux, la référence 11 du Manuel de Certification des Etablissements de Santé, intitulée « L'information, la participation et le consentement du patient » comporte entre autres deux critères, le 11a correspondant à l'information du patient sur son état de santé et les soins proposés et le 11b sur le consentement de ce patient et sa participation aux soins. La présentation de cette référence précise :

« L'évolution des représentations et du droit fait du patient un partenaire et un acteur de ses soins.

[...] Le respect de ces droits à l'information et au consentement est un objectif essentiel pour les établissements de santé et leurs professionnels, qui doivent mettre en place des organisations pertinentes destinées à faciliter leur exercice ».

Les visites de certification, lorsqu'elles portent sur ce thème (ce qui n'est pas systématique), auditent l'organisation mise en place, la pratique réelle des établissements ainsi que les systèmes d'évaluation et les actions d'amélioration prévues et réalisées.

Dans le cadre de ce travail, nous aurions pu nous intéresser également à la référence 22 qui concerne les services d'imagerie en général et comporte les critères 22a sur les demandes d'examen et le rendu des résultats, et la démarche qualité au sein de ces services dans le critère 22b. Malheureusement, l'information au patient en ce qui concerne les résultats des examens d'imagerie n'est pas abordée dans ces critères, et l'apport direct d'information au patient par le médecin « imagier » n'est donc pas un élément essentiel pour la HAS, qui diverge de la Justice sur ce point.

Nous pourrions également regarder de plus près la référence 26b, spécifique aux services porteurs de risques potentiels majeurs pour les patients et où a été classée la Médecine Nucléaire, spécialité d'imagerie incluant la TEP, en raison vraisemblablement non pas de ses risques réels, mais de l'utilisation de produits radioactifs en sources non scellées et donc potentiellement à l'origine d'une contamination. Dans la présentation de cette référence, il est précisé que « l'information [du patient] sur les soins incluant une présentation objective du rapport bénéfices / risques, le respect de sa dignité et de son intimité, son écoute, sa prise en charge globale, son suivi et l'évaluation de son expérience des soins contribuent à l'amélioration de la qualité et de la sécurité des soins ». Ces notions font partie des éléments d'appréciation principaux pour les experts-visiteurs missionnés par l'HAS. L'information du patient et son écoute sont donc clairement identifiées, cette fois, comme processus importants de l'amélioration continue de la qualité et de la gestion des risques liés aux soins, mais la présentation des résultats des examens n'est pas évoquée. En effet, cet item porte sur un éventuel refus de soins du patient, puisqu'il s'agit là de services potentiellement à risques majeurs. On comprend de ce fait que le patient doit pouvoir accepter ces soins en toute connaissance de cause. Par contre, pour ce qui concerne les examens diagnostiques, comme ceux proposés par la médecine nucléaire (dont le risque pour le patient reste largement à démontrer, mais là n'est pas l'objet de ce travail), le résultat de l'examen et sa présentation au patient ne sont pas évoqués.

Pour la prise en charge des patients en dehors des circuits hospitaliers, la HAS propose sur son site internet plusieurs entrées sur les droits et l'information du patient, et notamment sur les consultations d'annonce, rendues exigibles et mises en place dans les hôpitaux publics et privés par le premier « Plan Cancer », aussi bien pour des patients hospitalisés que ceux pris en charge de façon ambulatoire, par des médecins hospitaliers publics ou libéraux. Nous verrons plus loin que les matériels utilisés pour les examens par TEP n'existent pas en dehors des structures hospitalières publiques ou privées, même si la prise en charge effective est souvent faite par des médecins libéraux.

III. L’exemple de l’examen par Tomographie par Emission de Positrons (TEP) en oncologie

La TEP est une technique d’imagerie fonctionnelle récente, dont l’utilisation en clinique de routine date d’un peu plus de 15 ans. Comme tout acte de médecine nucléaire, appelé scintigraphie, elle vise à mettre en évidence une caractéristique biologique ou métabolique commune d’un groupe cellulaire donné, que ce groupe soit situé au sein d’un organe unique (cœur, thyroïde, foie…), pair (reins, poumons…) ou multiple (os, ganglions…) ou corresponde justement à une diffusion de cellules, en principe localisées, dans le reste de l’organisme (métastases osseuses, par exemple). Cette mise en évidence utilise des traceurs radioactifs fixés sur des molécules dont l’intérêt biologique est connu, traceurs (et donc molécules) qui seront suivi(e)s dans le temps et l’espace par des matériels spécifiques (les caméras à scintillations), permettant de connaître, par exemple, l’activité d’un organe, et donc son métabolisme. La scintigraphie la plus ancienne est celle de la thyroïde, réalisée la première fois en 1946 à l’aide de l’iode 131, suivie par de multiples autres types d'examens. Il s'agit donc d'une technique médicale maintenant ancienne, mais dont les avancées ont toujours été parallèles aux avancées de la technologie, et notamment de l'informatique.

a. Indications

Le prolongement le plus récent de la médecine nucléaire, la TEP, utilise, entre autres marqueurs radioactifs, le Fluor 18, fixé sur du glucose, aliment préférentiel d'un grand nombre de métabolismes cellulaires et qui en devient le traceur, sous forme de 18-fluoro-déoxyglucose (FDG). Cet examen permet une représentation de l'activité métabolique des cellules de l'organisme. On sait que les cellules les plus actives en continu, physiologiquement, sont les cellules cardiaques et cérébrales, ainsi que les cellules musculaires pendant leur fonctionnement. En dehors de ces structures, cet examen permet de distinguer de façon souvent extrêmement précise et claire les amas de cellules cancéreuses qui se manifestent par une « hyperfixation » du traceur qui traduit simplement un métabolisme accru par rapport au fond cellulaire, et ainsi de les différencier de lésions bénignes, de remaniements post-opératoires éventuels, etc.

Cet examen est devenu essentiel à l'imagerie oncologique en quelques années au point, par exemple, de modifier les protocoles thérapeutiques dans 40% des cas de cancers du poumon et d'être l'un des principaux éléments du suivi des traitements de l'ensemble des lymphomes malins (tumeurs hématologiques solides assez courantes, telle la maladie de Hodgkin, touchant les lymphocytes, certains globules blancs sanguins, et les ganglions). Les matériels de détection, en France, sont installés exclusivement dans des établissements de santé, privés ou publics, et servis le plus souvent simultanément par des médecins hospitaliers et libéraux.

L'autorisation européenne de mise sur le marché de 2002 pour le traceur glucosé a été suivie en 2003 en France par l'édition d'un guide « Standard, Options, Recommandations » sous l'égide de la Fédération Nationale des Centres de Lutte Contre le Cancer et d'un avis circonstancié de la HAS en 2005.

Il y a actuellement en France une centaine de machines permettant cet examen, comprenant une caméra à scintillation utilisant des détecteurs spécifiquement adaptés aux traceurs radioactifs utilisés, couplée systématiquement à un scanner X, voire à une IRM, permettant donc une meilleure résolution spatiale avec un diagnostic plus précis.

Dans la stratégie diagnostique des tumeurs, cet examen intervient parfois assez tard, en raison d'une part de la relative rareté de ces matériels et d'autre part du coût élevé de cet examen, dont le forfait technique de remboursement par les organismes de sécurité sociale s'élève à 1100 € (le traceur seul coûte environ 300 € par patient), auquel s'ajoute un « acte intellectuel » de traitement et d'interprétation des images rémunéré environ à 90 €. Il faut bien évidemment mettre ce coût (élevé dans l'absolu) en rapport avec celui d'une intervention réalisée à tort, ou d'un traitement chimiothérapique inefficace…

L'examen par TEP est prescrit par le médecin oncologue ou le spécialiste d'organe dans plusieurs conditions. Par exemple, et sans viser à l'exhaustivité, lorsqu'il a besoin de différencier une lésion bénigne d'une atteinte tumorale, souvent de petite taille (c'est le cas du diagnostic différentiel d'un petit nodule pulmonaire isolé, par exemple), soit, lorsque le diagnostic positif porté, il est nécessaire de connaître de façon précise l'évolution de la lésion pour fixer le traitement (bilan d'extension d'une lésion pulmonaire, colique, ORL, de certaines lésions gynécologiques…), soit encore lorsqu'il est nécessaire de mettre en évidence l'efficacité d'un traitement chimiothérapique (notamment dans le cadre du suivi thérapeutique des lymphomes) ou enfin, quand après une première séquence thérapeutique comprenant un acte chirurgical, par exemple, on se pose la question d'une récidive locale ou loco-régionale par rapport à un résidu chirurgical ou une réaction inflammatoire secondaire à la radiothérapie (cancers ORL, ovariens…).

b. Pratique, état des lieux de la réflexion

On comprend d'emblée, dans ces divers cas, l'importance de l'information potentiellement apportée, aussi bien pour le médecin demandeur de l'examen que pour le malade lui-même. Et ce malade sait, souvent, que cet examen va contribuer de façon réelle à une suite de décisions qui vont impacter sa vie quotidienne de façon substantielle. Aussi, il n'y a rien d'étonnant à ce qu'apparaisse fréquemment une demande insistante de sa part, dont la plus brutale est souvent : « Ai-je le cancer ? » ou, presque équivalente, « Est-ce que je vais mieux ? ».

Dans la pratique, cet examen nécessite, après un contrôle de la glycémie (en rapport avec l'utilisation d'un traceur contenant du glucose), l'injection intraveineuse du traceur, souvent faite par un automate pour des questions de radioprotection, puis une attente d'une heure pendant laquelle le patient reste couché pour éviter une stimulation musculaire, puis l'examen proprement dit, d'une quinzaine de minutes. Pendant l'heure d'attente, et la durée de l'examen, le patient est seul, mais sous contrôle vidéo, et il entend les personnels qui se déplacent et parlent autour de lui avec les autres patients. S'il n'est pas totalement isolé, il peut néanmoins avoir du mal à sentir le temps passer, ce qui favorise évidemment les montées d'angoisse éventuelles.

Pour les éviter, autant que faire se peut, il aura reçu, avant l'examen, les explications nécessaires, qui sont données, le plus souvent, par les manipulateurs spécialisés en imagerie médicale. Une consultation médicale, quelle que soit son importance, n'est pas systématique et cette situation est extrêmement variable selon les unités et les médecins intervenants.

De même, la rencontre avec le médecin spécialiste en médecine nucléaire après l'examen se fait de façon tout aussi multiforme. Elle peut se réduire à un simple salut dans un couloir ou correspondre à une véritable consultation. Il est vrai que la communication entre malade et médecin, dans ce cadre contraint, est fondée sur l'incertitude. Celle du diagnostic, celle qui concerne les connaissances et les souhaits du patient et également celle qui recouvre les compétences propres du professionnel, ses capacités relationnelles ou simplement le temps qu'il pourra matériellement accorder au malade. Nous reviendrons longuement sur ces thèmes plus loin. Soulignons néanmoins d'emblée que la réflexion sur ces problèmes d'information, problèmes très largement éthiques, commence à être mise en place dans la spécialité, sans aboutir actuellement ni à un consensus, ni à l'écriture de bonnes pratiques pour les médecins isotopistes.

IV. Ecouter et parler

Nous allons aborder maintenant, après ces propos préliminaires nécessaires à la bonne mise en place de la problématique, le cœur de notre sujet, qui est bien la compréhension réciproque des acteurs de la rencontre élémentaire du colloque singulier, le médecin et le malade.

Cette compréhension va se faire (ou ne pas se faire) au travers d'un filtre qui comprend, comme nous l'avons déjà dit, aussi bien des éléments objectifs (diagnostic, notions scientifiques concernant la maladie…) que des émotions (craintes, angoisses…) ou des contraintes de communication.

a. Définitions

Avant d'essayer de réfléchir à la subjectivité forcément liée au dialogue malade/médecin, il nous faut définir un certain nombre de termes qui entourent cette rencontre, termes que nous avons déjà rencontrés ou que nous allons approcher pour la première fois dans ce travail.

Nous avons vu plus haut que les textes réglementaires demandent au médecin de « l'humanité ». La définition de ce terme en comporte d'autres, et ainsi de suite, et nous avons simplement recherché ces substantifs dans les dictionnaires, en rajoutant le(s) terme(s) qui semblai(en)t aller de soi pour notre réflexion.

Nous avons choisi de nous en tenir aux définitions simples du Dictionnaire Larousse, dictionnaire non spécialisé et relativement synthétique. Il nous est apparu très vite que chaque définition renvoyait le lecteur d'abord à d'autres termes, puis à ceux déjà étudiés, de façon cyclique. Dans ces conditions, après avoir classé ces définitions par ordre alphabétique, il nous a paru logique de réaliser un graphe, à partir « d'humanité », reliant entre elles ces définitions par les termes qui y sont retrouvés.

1 Bienveillance : Disposition d'esprit inclinant à la compréhension, à l'indulgence envers autrui

2 Commisération : Sentiment de compassion, en présence des malheurs d'autrui

3 Compassion : Sentiment de pitié qui nous rend sensibles aux malheurs d'autrui ; pitié, commisération

4 Compréhension : Sympathie, indulgence, [...] qui procède d'une connaissance des problèmes, des difficultés rencontrées par quelqu'un, un groupe, etc.

5 Empathie : Faculté intuitive de se mettre à la place d'autrui, de percevoir ce qu'il ressent

6 Humanité : Disposition à la compréhension, à la compassion envers ses semblables, qui porte à aider ceux qui en ont besoin

7 Indulgence : Aptitude à excuser, à pardonner les fautes, à ne pas les sanctionner sévèrement

8 Pitié : Sentiment qui porte à compatir aux souffrances ou à la faiblesse d'autrui, à le considérer avec commisération, à le traiter avec une indulgence particulière

9 Sympathie : Penchant naturel, spontané et chaleureux de quelqu'un vers une autre personne.
Participation à la joie, à la peine d'autrui.
Bienveillance, disposition favorable envers quelque chose.

« Graphe des définitions »

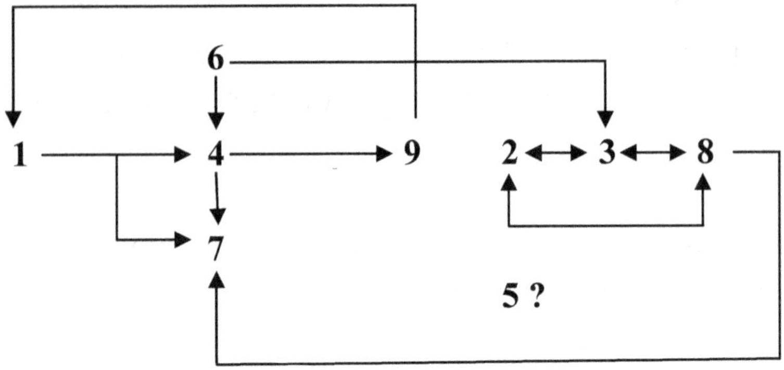

La construction et l'examen de ce graphe (créé à partir du 6, « humanité », en haut à gauche) révèlent plusieurs choses. Tout d'abord, on retrouve deux boucles relativement distinctes, même si elles sont reliées, et un seul terme n'est jamais cité dans les définitions, et ne reprend aucun des autres dans la sienne propre. C'est d'ailleurs le seul que nous avons rajouté spontanément. Même s'il est vraisemblable que l'utilisation d'un autre dictionnaire aurait donné des résultats un peu différents, on peut penser que l'analyse finale ne devrait pas apporter de modification fondamentale.

Le plus petit ensemble comprend les termes « commisération » (2), « compassion » (3) et « pitié » (8).

On est là presque dans un registre religieux, en tout cas dans celui de la volonté d'atténuation d'une douleur, d'une peine. L'autre est forcément celui qu'il faut soulager. Ces trois termes semblent empreints d'une notion de tristesse, de larmes. Celles d'une Pietà ou d'un Christ souffrant pour la rédemption des hommes (nous verrons plus loin que le choix de ces images n'est pas dû au hasard). Ce groupe est centré sur la notion de pitié au sens large et le rôle qui serait alors dévolu au soignant serait de prendre à son compte la souffrance du malade, voire de pleurer avec lui.

Le deuxième groupe, « bienveillance » (1), « compréhension » (4), « indulgence » (7) et « sympathie » (9) est plus souriant, plus actif, semble plus tonique, même s'il comporte une image paternaliste (maternelle ?) évidente. Il ne s'agit plus là de chagrin à partager, mais de comprendre l'autre, en lui cherchant, semble-t-il, des excuses. Mais de quoi le malade aurait-il à s'excuser ? D'être malade, d'être simplement là, de prendre du temps au soignant « Tout-puissant », ou de mettre justement cette toute-puissance à l'épreuve en lui renvoyant dans certains cas une image d'impuissance ?

Ces deux groupes correspondraient donc aux qualités demandées au soignant pour « prendre en charge » de façon humaine un malade. On note d'emblée que la compétence scientifique, objective ou mesurable, diagnostique et thérapeutique, n'en fait pas partie, alors même qu'elle est la seule vraie raison de ce dialogue autour de la maladie et qu'elle est évidemment le prérequis considéré comme indispensable pour chacune des parties à ce dialogue. Si le malade y participe, c'est bien qu'il espère, qu'il croit, qu'il pense, voire qu'il « sait », que le médecin a le savoir nécessaire pour le guérir avec le moins de difficultés possibles et le plus rapidement possible.

Il reste un terme jamais cité dans les définitions découlant de celle « d'humanité », et qui, pourtant, semble aujourd'hui fondamental dans le cadre de cette réflexion. Fondamental parce que fréquemment cité dans les écrits actuels et considéré, semble-t-il en tout cas actuellement, souvent comme l'alpha et l'oméga de la qualité d'une prise en charge. C'est celui « d'empathie » (définition 5), dont la définition paraît extraordinairement imprécise et, surtout, peu opérationnelle. Nous allons nous y arrêter plus longuement.

On retrouve l'empathie citée quasiment dans tous les textes et travaux portant un tant soit peu sur la qualité de la prise en charge du patient. Néanmoins, elle reste (heureusement ?) controversée en tant que qualité nécessaire, et notamment au soignant. Il suffit pour s'en convaincre de comparer plusieurs sources.

Ce qu’en dit D. Dechièvre en avril 2006 ? « L’empathie est l’attitude à privilégier. Ses conséquences probables sont l’optimisation de la communication par la prise en considération de ce qui est exprimé par l’autre et la qualité de l’accueil de l’autre ».

Voilà l’avis de N. Godefroid en 2000 : « Écouter l'autre pour se mettre à sa place (tout en restant soi-même) est un leurre. Se mettre à la place de l'autre, ne peut permettre de le comprendre ».

Et enfin les propos de P. Bloom en 2013 : « L’empathie est à la mode. Des spécialistes en tous genres se donnent le mot : elle est le propre de l’homme, en manquer est pathologique, la cultiver est la voie du salut individuel, collectif, voire planétaire. Redescendons sur terre : l’empathie est souvent bien mauvaise conseillère, en morale comme en politique. »

Thèmes du discours « empathique »

Souffrance, Peur, craintes, Angoisses

Espoir

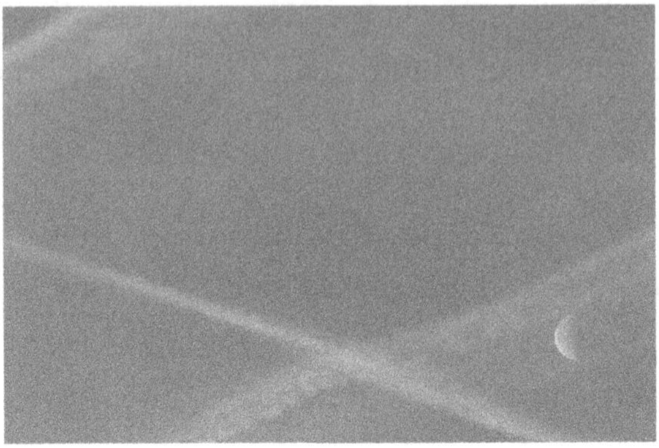

Le discours plutôt empathique abordera, en plus des sujets médicaux qui fondent le dialogue malade / médecin, des éléments plus psychologiques, en laissant plus de place au ressenti du malade et à ses émotions. Nul ne sait, d'ailleurs, ce qu'attend réellement un patient donné, un discours techniciste, aseptisé, une assurance de survie à court, moyen ou long terme, un partage de valeurs, d'espoir, de croyance, voire d'une foi ?

Nous allons tenter de comprendre ce que peut apporter cette empathie, cette « faculté intuitive de ressentir ce que l'autre ressent ». Faut-il sentir comme le malade pour le comprendre, la compréhension (au sens scientifique du terme) n'exige-t-elle pas du recul, un regard neutre, extérieur ?

L'idée de comprendre l'autre ne fait pas partie du positionnement paternaliste ancien des médecins, ni d'ailleurs forcément de la posture choisie par ceux qui choisissent de dire systématiquement (éventuellement brutalement) la « Vérité », rien que la vérité, mais toute la vérité.

Alors, qui se préoccupe de comprendre le malade ? Il faut bien reconnaître que c'est plus la position des soignants, des psychologues, des paramédicaux que celle des médecins, parfois caparaçonnés dans leur savoir ou engoncés dans leurs angoisses, ou leurs doutes. Il est vrai aussi que ce que le malade demande au médecin n'est pas, en premier, de le comprendre, mais de le guérir.

Bien sûr, on sait depuis le médecin François Rabelais que « science sans conscience n'est que ruine de l'âme » (Pantagruel, livre 8, en 1532). Autrement dit, le diagnostic médical et la mise en place des traitements ne peuvent être réellement admis par le patient que si le médecin qui lui a expliqué l'ensemble s'est assuré d'un minimum de compréhension (encore) et de tolérance du patient à ce qui lui est asséné, et s'il a su lui inspirer confiance. Ce qui explique cette autre phrase, « La relation médicale est une conscience qui rejoint librement une confiance », ce qu'affirmait le Professeur Louis

Portes, Président de l'ordre des médecins à la Libération, avant sa démission et la « refondation » de l'Ordre des Médecins (créé tout d'abord par les autorités de Vichy à l'image des corporations du Moyen-âge) par le gouvernement gaulliste.

Thèmes du discours « médical »

Faits, connaissance

Douleur, Risques, Traitements

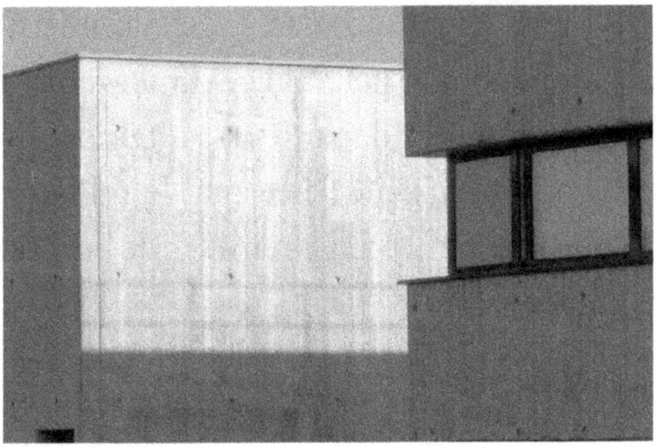

De quoi va parler le médecin ? Des faits qu'il connaît sur la maladie, des risques, des statistiques, des traitements et de leurs effets secondaires, etc. Tout ceci correspond aux éléments nécessaires au patient pour accéder à l'information éclairée dont nous avons parlé plus haut. Ce sont des éléments « objectifs », pour la plupart d'entre eux. Bien sûr, il devra aussi affronter les représentations de la maladie propres à chaque patient, en essayant de revenir, autant que faire se peut, à la rationalité. Pour le spécialiste d'imagerie, il s'agira de faire comprendre au malade la signification des images obtenues, en ébauchant une explication de l'évolution de son cas et de sa signification, sans sortir de son domaine de compétence, et en laissant ouvertes toutes les portes pour les cliniciens en charge du patient.

Nous mettons ici en évidence un hiatus formel entre le désir (voire l'exigence) de guérison, totalement évident pour le patient, et la capacité du soignant à y répondre, en fonction de l'état actuel de l'art et de ses connaissances. Cette obligation, pour tout médecin ou soignant, de moyen, et non de résultat, notamment pour des maladies graves comme celles qui nous préoccupent ici, doit être précisée assez rapidement, au risque sinon d'une perte de confiance potentiellement préjudiciable à la qualité de la relation médecin/ malade, voire d'une disparition de l'observance thérapeutique, ce qui peut avoir des conséquences encore bien plus graves.

Il est tout à fait certain également que se contenter de comprendre le patient ne peut être suffisant pour le soigner et qu'assumer une certaine violence des paroles (en tout cas de leur contenu) et des actes diagnostiques et thérapeutiques fait partie intégrante du travail médical. Mais pour pouvoir tolérer cette violence obligée, il faut à chacun une certitude suffisante du bien-fondé de son action ou de celles qui lui sont proposées, et cette certitude ne peut être obtenue sans un minimum d'échange entre ceux qui deviennent forcément des partenaires du soin, échange qui deviendra la pierre angulaire de l'association entre les différents partenaires de ce soin, que l'évolution thérapeutique soit favorable et aboutisse à la guérison ou qu'elle ne le soit pas, et qu'une échéance fatale doive être envisagée à une échéance plus ou moins proche (échéance que les soignants se garderont bien de dater !).

Quant à ressentir ce que l'autre ressent, est-ce une bonne chose pour obtenir une efficacité optimale du traitement ? Les examens complémentaires et les traitements sont parfois agressifs, invasifs, mais souvent ils n'en sont pas moins indispensables, et tant que les techniques médicales ne permettent pas leur innocuité complète, c'est la balance (et non la « réflexion » !) bénéfice/risque qui fixe leur nécessité ou non.

Cette nécessité de cohérence dans l'appréhension des attendus de la prise en charge nous amène très vite vers des notions philosophiques plus complexes, et notamment celles de nécessité morale et d'éthique. Nous ne nous risquerons surtout pas, dans le cadre de ce travail, à tenter de définir réellement ces termes ou à les différencier, mais nous allons laisser parler à notre place deux philosophes et penseurs qui ont passé de longues années sur ces thèmes et dont les ouvrages sont bien connus.

Nous n'aborderons pas la façon de concevoir l'éthique par Spinoza, vue par lui comme un pan entier de la philosophie, et qui se prête assez peu à une application dans le cadre qui nous occupe (mais nous rappellerons tout de même que ses ouvrages, par leur côté iconoclaste et révolutionnaire pour l'époque, lui ont valu l'excommunication par la communauté juive dont il était issu).

Paul Ricœur, né en 1913 et mort en 2005, dont la foi protestante imprègne la philosophie, sera notamment enseignant à Colmar dans les années 1930 et à la Faculté de Strasbourg de 1948 à 1957. Pour lui, il est fondamental que les intellectuels ne désertent pas le champ du politique, dans le cadre d'une philosophie de l'action. C'est pourquoi il acceptera d'être Doyen de la Faculté de Nanterre (où il enseigne depuis 1964) immédiatement après Mai 68, en 1969 et 1970. A partir des années 1980, il propose une éthique qui refuse de choisir entre noir et blanc, mais qui propose un choix « entre le gris et le gris ». Pour Ricœur, le choix se fait entre (au milieu de) ce qui semble bon et ce qui est permis par la loi (« Soi-même comme un autre », 1990) : le juste est entre le légal et le bon.

On note d'emblée cette distinction fondamentale entre le juste et le bon : ce que le médecin doit faire ne correspond pas forcément à ce qui serait simplement gentil (ou « empathique »), mais le « service médical rendu », selon l'expression consacrée, implique bien autre chose. Nous savons tous qu'un traitement, quel qu'il soit, n'est pas forcément anodin, et que certains peuvent faire souffrir, voire tuer quand les choses se passent mal, malgré toutes les compétences et la qualité de la prise en charge mise en jeu.

De plus, pour Ricœur, le rôle de chacun ne peut s'exclure du champ du politique : le rôle de l'un ne peut pas ignorer volontairement les exigences de la vie en groupe, à un moment donné et à un endroit précis, quoiqu'on en pense par ailleurs. Pour nous, ce que fait le médecin ne peut être vu sans référence aux valeurs de son environnement. Il ne s'agit pas de proposer une adéquation forcenée aux poncifs les plus éculés ou réactionnaires d'une société précise, mais de reconnaître que la transgression systématique de prérequis (éventuellement locaux) ne peut pas permettre la collaboration médecin-malade nécessaire à la mise en place et à l'efficacité d'une thérapeutique.

On peut donc proposer ici une éthique « médiane », qui exclut les heurts systématiques entre la façon de penser du médecin et celle de son patient, sans pour autant imposer à l'un la façon de voir de l'autre, tout en obligeant néanmoins le professionnel du soin à mettre en place et, aussi, à expliquer, une prise en charge correspondant aux connaissances scientifiques reconnues, même si elle peut choquer le patient au premier abord.

Emmanuel Levinas (1905-1995), philosophe spécialiste de la phénoménologie et du Talmud, est l'un de ceux qui ont introduit l'éthique (terme équivalent, pour lui, à morale) dans la pensée philosophique moderne, à travers l'image du « visage (figure) d'autrui ». Sa réflexion est largement inspirée par les textes juifs, mais sa puissance tient au raisonnement philosophique fécond qui en découle. « À travers la réalité corporelle, mais au-delà d'elle, le visage signifie la pure contingence d'autrui, dans sa faiblesse et sa mortalité, ou encore, selon l'expression de Levinas, sa pure *exposition,* c'est-à-dire la demande silencieuse que, par sa seule présence, il m'adresse ». Ces lignes tirées du « Dictionnaire d'éthique et de philosophie morale », sous la direction de Monique Canto-Sperber (2004), n'explicitent-elles pas au mieux ce qui se joue lors de la rencontre médecin-malade ? Toute l'œuvre de Levinas, et pas seulement « Ethique et Infini » (1982), parle et nous parle de l'éthique et de son sens.

Pour le médecin, la reconnaissance de l'autre, dans son intégralité, et surtout pas seulement de sa maladie, est bien au centre de la relation thérapeutique ou soignante. L'éthique « lévinassienne » est donc l'un des fondamentaux de la relation médecin-malade, et plus largement, soignant-soigné. Cette éthique qui responsabilise chaque humain face à un autre, infiniment semblable parce qu'humain et totalement différent parce qu'autre, est, à notre sens, un parfait résumé de ce colloque singulier.

Il ne peut pas être innocent que deux des plus grands penseurs de l'éthique soient des hommes imprégnés, chacun pour leur part, d'une spiritualité religieuse. On retrouve ici ce qui était déjà apparu dans notre graphe des définitions, dans la « boucle religieuse » que nous avons pu mettre en évidence.

Les notions de morale et d'éthique, dans notre culture judéo-chrétienne, ne font pas bon ménage avec la laïcité, et c'est dans cet interstice entre sacré et profane que se glisse l'empathie, notion laïque, « civile », de remplacement, officiellement sans connotation spirituelle. Mais si on lit ce qui est écrit par les tenants les plus fervents (encore un terme plus ou moins religieux) de cette qualité, voire de cette vertu, on retrouve souvent des notions, des termes ou des argumentations qui rapprocheraient facilement les soignants des saints de l'hagiographie chrétienne : la compréhension sans jugement (jugement réservé, quant à lui, à une puissance supérieure, ici peut-être la maladie ?), l'ouverture à l'autre (le païen, le malade ?) et son écoute, le temps non compté, voire le bénévolat (les associations de soutien sont souvent des émanations des évêchés ou des congrégations religieuses), etc.

Prenons en exemple ce membre de phrase : « Le temps de l'annonce est celui de l'opportunité d'une rencontre… » De quoi parle-t-on, de l'annonce de la Bonne Nouvelle chrétienne ? Non, mais d'un séminaire sur l'annonce de la maladie tenu à Paris le 14 février 2014 et dont le prospectus contenait cette proposition.

Il y a évidemment de nombreux soignants croyants, mais faut-il en faire une exigence ? Avons-nous besoin d'une autorité supérieure, d'un au-delà qui nous justifierait ? Sommes-nous si peu sûrs de nos savoirs professionnels et de notre capacité à les appliquer ? La fin du soin et la mort du patient doivent-ils désespérer le soignant au point qu'il cherche refuge dans un ailleurs, un indéterminé qui excuserait ce qui est alors vécu comme un échec professionnel et personnel ?

Mais ne pouvons-nous comprendre que certains cherchent (et trouvent) dans une foi profonde le soutien nécessaire à l'accomplissement d'une tâche parfois enthousiasmante, parfois rude, mais qui nécessite toujours une implication complète de l'humain ?

Bien sûr, tout soignant peut aussi être croyant, et nombreux sont ceux qui en portent témoignage. Combien de collègues médecins m'ont dit un jour, au cours d'une conversation où mon agnostisme personnel perçait de façon nette : « Comment peut-on être médecin sans croire en Dieu ? » Si ma réponse est bien la contraposée (« comment peut-on croire en Dieu en étant médecin »), il s'agit là d'opinions, d'options individuelles qui engagent ceux qui les professent et leur permettent d'assumer leur pratique du mieux possible, la présence rassurante d'une transcendance pour les uns faisant peut-être face à un positivisme, une volonté d'un espoir en l'homme (ou la science) pour les autres ?

Le côté professionnel des soignants, justement, ne doit-il pas impliquer de conserver une distance à l'autre qui lui permette d'agir sans sentimentalisme excessif, bien sûr sans cruauté, sans violence inutile, sans agression inadéquate, mais, une fois une décision mûrement pesée et prise avec tous les intervenants idoines, sans tergiversations inadaptées ? Que nous demandent en fait les patients, leur entourage et la société tout entière ? Quelles sont nos propres attentes ? Ces différents items sont-ils toujours cohérents, voire même seulement compatibles ?

Les demandes de la société vis-à-vis des soignants sont multiples, et chacune, prise individuellement, est justifiée et raisonnable : soigner les malades, les guérir le plus fréquemment possible, sans agression ou examen inutiles, pour un coût compatible avec les disponibilités financières mobilisables (« si la vie n'a pas de prix, la santé a un coût et la nation un budget », D. Pergamnick, 1985), avec des personnels disponibles, formés et à l'écoute du patient ; une fin de vie, lorsque ce stade approche, digne, voire choisie unanimement avec l'ensemble des acteurs concernés, et l'accompagnement de l'ensemble de ces mêmes acteurs dans le deuil éventuel et sa préparation…

Force est de constater d'emblée que certains termes sont contradictoires, malheureusement souvent, avec les faits. Les personnels soignants en nombre restreint, mal payés, surchargés, comme les médecins, de tâches administratives parfois indues et totalement chronophages, des traitements atteignant des prix exorbitants, pour des résultats parfois discutables, des corps de métier sous-représentés dans les structures médicales (psychiatres, psychologues, kinésithérapeutes, spécialistes de la douleur, des soins palliatifs, des soins aux personnes âgées…), des lits d'hôpitaux gérés à flux tendu de façon quasi industrielle, des lois et règlements parfois mal connus, mal appliqués ou en décalage par rapport aux attentes de la société dans son ensemble ou pour certains groupes (les lois Léonetti en sont un exemple parfois catastrophique), une unanimité dans l'appréciation de la fin de vie largement absente, tous ces éléments connus de chacun, justifiables là aussi pour chacun d'entre eux pris un par un, dressent dans leur globalité un sombre portrait de la prise en charge autre que purement technique du malade.

….? (ce que la société attend des soignants)

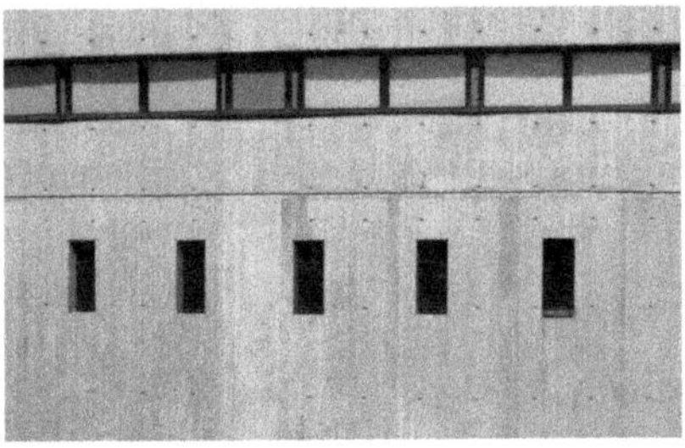

Et pourtant, combien peu de procès ou de réclamations par rapport au nombre de remerciements ou de louanges adressées à tous ceux qui se seront occupés d'un parent ou d'un enfant malade, même en cas d'évolution fatale. Combien d'exemples de dévouement de soignants qui auront su répondre à l'appel de patients, bien au-delà de ce que le fonctionnement du système de santé pourrait laisser attendre ?

Parce que la plupart des acteurs du soin auront essayé et su entendre les demandes, même implicites et non exprimées, des malades et de leur entourage, parce qu'ils auront su répondre, par la parole et par leurs gestes ou leur présence, aux attentes de ceux dont ils ont la charge, l'ensemble, finalement, fonctionne. Avec des à-coups et des cahots, mais il fonctionne. Ce qui ne doit pas nous empêcher de nous interroger sur la façon dont nous pouvons améliorer, chacun pour notre part, ce fonctionnement.

Ethique (ce qu'un soignant attend de lui-même)

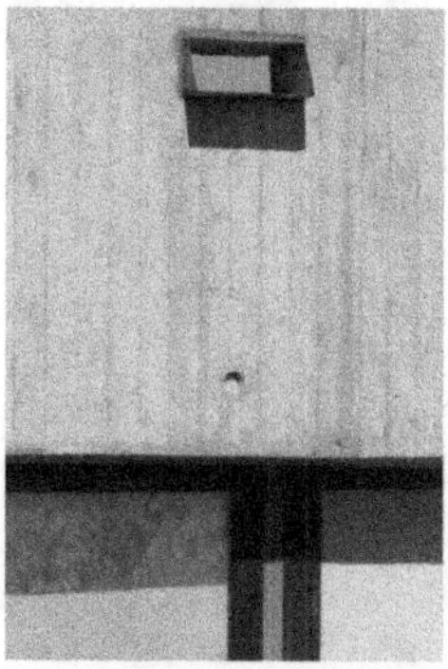

En effet, ne pas s'interroger sur sa propre pratique est le meilleur moyen pour la laisser se dégrader et empêche, à tout le moins, son amélioration. C'est sur ce plan que notre questionnement sur les paroles à apporter au malade prend tout son sens. Car nos propres attentes quant à notre fonctionnement en tant que soignant nous ramènent à cette approche de l'éthique dont nous avons parlé plus haut, cette morale que chacun de nous s'applique à lui-même en tant que professionnel, et qui concerne parfois (souvent ?) quelques-uns des thèmes évoqués dans le paragraphe précédent, mais avec des angles de vue et des importances relatives toutes différentes.

Professionnalisme, guérison (ce que le malade attend du soignant)

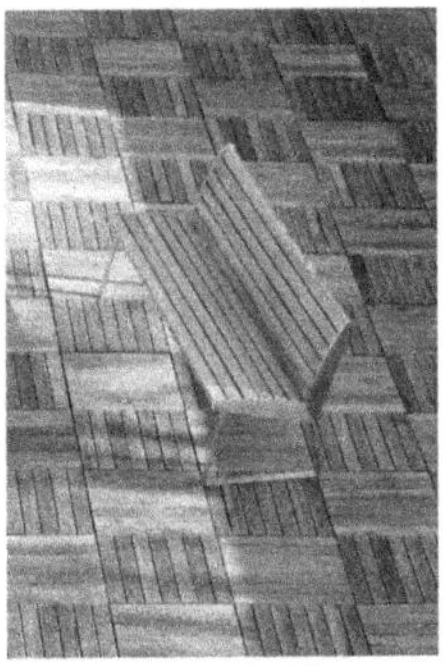

b. Les attentes des patients et de leur entourage (et fragments de socioanalyse)

<u>Les acteurs non soignants</u>

Patient

↙↗ ↖↘

Loi ⟷ Environnement

<u>Les attentes</u>

Traitement (guérison)

↙↗ ↖↘

Moyens (résultats) ⟷ Informations (réinsertion sociale)

Les contraintes du soignant

<u>Les demandes intermédiaires</u>

Reconnaissance en tant que sujet

↙↗ ↖↘

Connaissances techniques humanité ⟷ Déontologie, éthique, médico-économique…

Le schéma précédent évoque les contraintes qui s'exercent sur le soignant, quel qu'il soit, et leurs intrications.

Si le patient attend un traitement, la guérison, tout en étant reconnu comme un sujet acteur du soin et non pas un objet atteint d'une maladie, la loi impose que tout soignant ait obtenu une attestation des connaissances nécessaires à l'exercice de son métier et qu'il les applique, comme nous l'avons vu, avec humanité ; l'environnement, la société, l'entourage demandent, quant à eux, simultanément le respect d'une déontologie, l'application d'une éthique et un souci médico-économique. Ces notions sont parfois contradictoires ? Oui, mais cela dépasse largement le cadre de cette réflexion, et nous nous contentons de signaler ce hiatus dialectique… Certains points nous semblent néanmoins entrer dans le cadre de ce travail.

Ecouter le patient, son entourage, entendre leurs attentes, les comprendre et y répondre autant que faire se peut, y répondre par la Vérité (ou une vérité ?), voilà ce que serait le rôle du médecin et des soignants. Cela semble si simple ! Nous allons évoquer cette prétendue simplicité dans les prochains paragraphes. Précisons d'emblée que les phrases en italique et entre guillemets sont celles prononcées par des patients lors de rencontres, ou pendant des consultations.

Pour éviter les faux-pas lors du colloque singulier (à condition que ce colloque ait bien lieu, que chacun des protagonistes le veuille), il est évidemment indispensable, avant tout, d'être à l'écoute du patient pour tenter de saisir ce qu'il attend de nous (en dehors de la guérison que nous pouvons être dans l'incapacité de lui offrir). Mais le sait-il, ce qu'il voudrait voir sortir de ce dialogue ? « *Nous-mêmes, on ne sait pas ce qu'on attend* » dit une femme de 45 ans, « *chaque personne attend autre chose* » affirme une infirmière porteuse d'un cancer du sein, « *pourvu que la réponse qu'il va me donner soit positive pour moi* » questionne un homme de 70 ans….

Et ces attentes, lorsqu'elles sont plus conscientes ou verbalisées, sont-elles univoques, et ce qui est dit représente-t-il le fond de la question ?

« *Moi, je sais que je n'ai rien, mais si j'avais quelque chose, je ne voudrais pas qu'on me le dise* ». Ce patient, médecin, qui venait après un long parcours diagnostic et un bilan d'extension pouvait-il vraiment ignorer ce que nous cherchions et ce qu'il avait réellement ? Cette phrase-défense ne voulait-elle pas aussi dire : ce n'est pas de toi que je veux une réponse (« *Je n'étais pas venue pour m'entendre dire ça* » comme le dit une femme effondrée après la découverte d'un cancer, a priori curable) ?

Au contraire, « *j'avais besoin du côté abrupt de l'annonce* » (complète l'infirmière déjà citée), « *moi, j'avais besoin qu'on soit cash avec moi. C'est pas bon, c'est pas bon, qu'est-ce que ça veut dire ?* » montrent clairement que certains patients ont besoin de savoir au plus vite ce qui se passe.

« *On apprend la maladie, on prend une claque, et après, on se bat ou on se laisse aller* ». Bien sûr, chacun répond avec ses propres ressources à cette annonce, dont la violence ne correspond pas forcément à la qualité de la formulation, mais à la maladie annoncée, ou plutôt à l'image que s'en fait le patient, ici un patient qui a mis de longs mois à admettre son cancer colique et le traitement chirurgical proposé avec une colostomie définitive (abouchement direct du tube digestif à la peau abdominale sans passage par l'anus) probable.

Et cette image est fréquemment celle de la mort, entendue comme imminente ou inéluctable : « *J'étais morte en sortant de ce bureau* » dit cette autre femme qui est passée par une période de refus de soin, « *je voulais terminer un travail, faire une fin* » nous dit le même patient porteur d'un cancer colique, ou celle d'une chirurgie vécue d'avance comme un échec ou au moins une dégradation : « *Mourir sur une table d'op, c'est insidieux, c'est sale* », « *je ne voulais pas que les conséquences m'empêchent de continuer ma vie* » pour encore le même patient.

Mais pour ceux qui en sont capables et qui ont surmonté ce choc, se pose la question de l'après, du traitement, avec pour certains un désir d'être le plus possible pris en charge : « *Docteur, faites ce que vous voulez, vous êtes là pour ça* » pour plusieurs patients plus âgés, se considérant peut-être comme trop peu cultivés pour être capables de choisir, ou pour lesquels cette responsabilité est ressentie comme trop lourde. Pour d'autres, au contraire, on retrouve une volonté de participer au maximum au traitement : « *J'ai voulu être mon propre médecin. Je n'acceptais que si c'était en accord avec moi-même* » pour cette patiente soignante, très engagée sur le plan de l'écologie et des médecines alternatives, ayant refusé la chirurgie initialement conseillée.

Dans le cas particulier de notre travail, les rencontres médecin/malade interviennent, entre autres, immédiatement après l'examen complémentaire, peu agressif en tant que tel, mais qui nécessite dans un premier temps une phase d'isolement d'une heure puis une immobilité d'environ un quart d'heure, temps favorables à une « rumination intellectuelle » propice aux montées d'angoisse : « *Plus c'est technique, moins c'est humain. Et c'est là qu'on en a le plus besoin, de l'humain* » (une femme de 60 ans environ, qui a eu beaucoup de mal à intégrer l'annonce faite). Et les questions sont souvent radicales : « *Bon, j'ai un cancer ?* » ou « *Je vais mieux, ou pas ?* ». Il faut être bien conscient et rappeler que nous ne sommes absolument pas, nous en tant que médecins spécialistes d'imagerie médicale, dans le cadre d'une consultation d'annonce formalisée, ni même d'une consultation médicale habituelle, mais bien dans celui d'une reddition de résultat d'examen complémentaire, même s'il est souvent fortement informatif.

Enfin, comment aborder ceux qui parlent de la suite, des inconvénients des traitements subis, et justement de ceux dont les conséquences, selon eux, auront été minimisées : « *Qui a le droit de dire : ça, ce n'est pas grave ?* » à propos de la perte des cheveux liée à la chimiothérapie, dans ce cas précis, ou qui viennent se plaindre de la façon dont une annonce a été faite ou une information donnée : « *Vous savez comment qu'elle a besoin ou pas d'une annonce ou d'une information, ou pas ?* » pour une patiente agressive, mais en fait en demande, justement d'une information dont elle était sûre que je refuserais de la lui apporter ? Comment entendre autre chose qu'une détresse absolue : « *J'ai tellement peur, Docteur* » entendu fréquemment dans la bouche de patients à qui un sourire et des mots simples parfois sont seulement nécessaires, détresse qui ne demande pas à être partagée : « *Je savais qu'au fond de lui, il avait peur pour moi. Et ça, ça a été terrible pour moi* » pour la patiente précédente, après qu'un lien se soit brutalement lié en quelques minutes de discussion.

Enfin, il y a aussi la volonté de reconnaissance en tant que sujet autre que l'objet des soins : « *je ne suis pas une maladie* » dit cet homme âgé, avec une longue histoire personnelle, une riche carrière professionnelle et une forte volonté de participer à la gestion de son cancer, et les transformations de personnalité provoquées par la confrontation avec la maladie, quelquefois après de douloureux reniements : « *je suis la nouvelle Anne, je ne suis plus celle d'avant, j'ai lâché prise sur beaucoup de choses* » pour l'infirmière déjà citée plusieurs fois.

L'information du patient

Les faits, ou ce qui en est dit

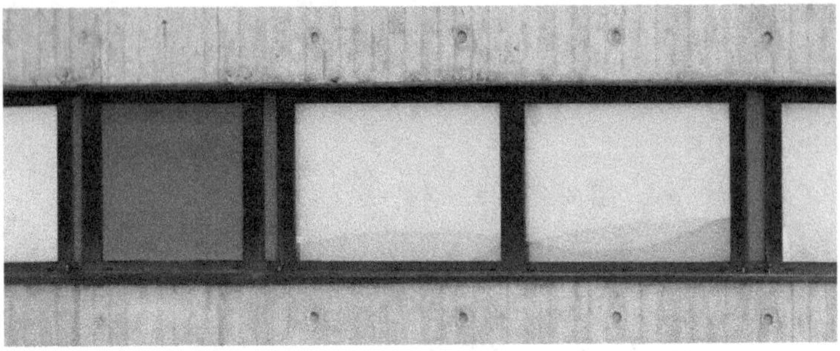

Ce qui est dit, ou ce qui en est compris

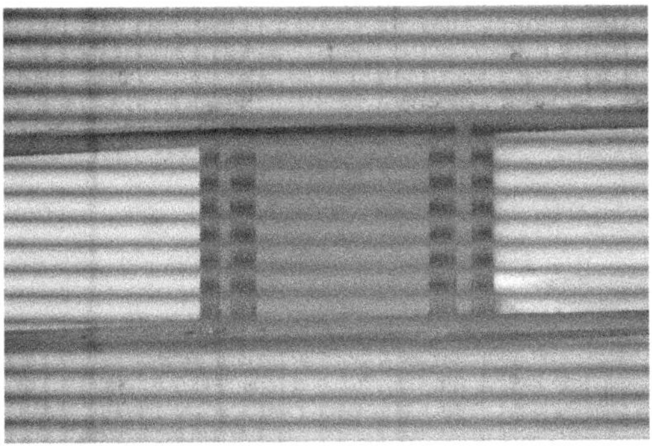

Si ce court florilège montre une seule chose, c'est bien la diversité de l'humain en général, et des demandes et des réactions des patients en particulier. Il n'y a aucune règle systématique de prise en charge à en tirer, puisque ce qui est bon pour l'un sera catastrophique pour l'autre, puisqu'une phrase bien ou mal dite, même si son sens reste le même, peut détruire une image, une confiance, une relation. Bien entendu, nous verrons plus loin que les risques d'erreurs graves peuvent être partiellement minimisés, même s'ils ne sont jamais annulés.

Et l'ensemble de ces phrases, nous semble-t-il, montre d'emblée que la notion de vérité absolue n'a pas sa place dans la relation malade-médecin. Tout d'abord, il faudrait que nous soyons sûrs de la connaître, cette vérité, si tant est qu'il y en ait une, autre que celle du hasard, pour les uns, du destin pour les autres. Que les éléments du discours médical recouvrent de larges pans d'une connaissance, bien sûr. Mais cette connaissance est souvent aussi celle d'une statistique (chance de guérison, fréquence des effets secondaires, risques des complications, signification de la positivité d'un examen...). Le plus souvent, les choses se passent comme elles devraient se passer, les résultats des examens complémentaires sont conformes aux attentes et significatifs, tout se déroule comme prévu. Mais pas toujours, et l'état des connaissances médicales ne permet pas forcément d'expliquer ces écarts à la norme. Les statistiques sur des populations ne sont que des indications plus ou moins aléatoires pour un individu pris isolement.

Heureusement, la médecine n'est pas seulement une science statistique et les résultats des traitements ne sont pas seulement liés à un jet de dé. Mais les sensibilités individuelles à une thérapeutique donnée, tant que nous ne sommes pas en mesure de les expliquer scientifiquement, semblent le fait du hasard ou de la malchance, et il ne peut donc pas y avoir de Vérité (autre que celle, éventuellement, d'un diagnostic) à asséner au malade, et un diagnostic apporte souvent seulement, pour les pathologies malignes, un pronostic statistique.

Nous n'aborderons pas ici les multiples mécanismes de défense des patients contre l'annonce ou l'acceptation de la maladie, qui ont été décrits à l'envi dans de multiples ouvrages, articles et cours, et dont un certain nombre sont facilement repérables dans les phrases des malades citées plus haut. Ces mécanismes varient selon chaque patient, évoluent dans le temps et ne sont, globalement, que rarement pathologiques. Cela n'est pas notre sujet.

En plus de ces attentes plus ou moins conscientes ou avouées des patients, on trouve également les volontés de l'entourage, qui tournent très fréquemment autour d'un « *ne lui dites rien, Docteur, il ne le supportera pas, je le ferai plus tard* ». Combien de fois, lors d'un passage près de la salle d'attente, sommes-nous happés par la famille de celui qui est en cours d'examen : « *je voulais vous dire, Docteur…* » Comment expliquer à ceux dont la détresse est visible que nous ne voulons pas affirmer un diagnostic ou une certitude que nous ne pouvons posséder, et encore moins exclure le premier intéressé de son propre combat ? Comment faire comprendre que seule une attitude commune à tous ceux qui devront lutter ensemble va permettre aux uns et aux autres de passer cette épreuve, non pas sans dégâts ou sans séquelles, mais au moins de face, et que ce rassemblement, peut-être le dernier (ou le premier, dans certains cas ?), face à l'adversité, est la seule solution pour que chacun puisse conserver sa dignité.

Cette impossibilité pour les proches, la famille, d'assumer, là aussi, ce qui est tenu pour une certitude de mort annoncée (et pourtant, dans la finitude humaine, y a-t-il une autre certitude que celle de notre mort qui adviendra un jour ?) de celui qu'on aime, cette sensation que tant que les choses ne sont pas dites, elles sont moins inéluctables ou en tout cas plus facilement tolérables dans une espèce de brouillard incertain, n'a rien à voir avec une demande du patient lui-même. Il a, souvent, compris bien avant qu'on le lui dise de quoi il retourne, même s'il ne sait pas ou ne désire pas nommer son cancer. Pour lui aussi, quelquefois, il est plus simple de « faire comme si » il ne se passait rien, pour ne pas avoir à affronter en plus la souffrance des proches, des enfants, du conjoint, pour ne pas obliger l'entourage à modifier son comportement, même si le regard de tous envers celui qui prend le statut de « malade » change fréquemment immédiatement.

Cette volonté de protection, fondée, peut-être, sur de bonnes intentions (dont l'enfer est pavé…), mériterait évidemment d'être discutée, analysée avec ceux qui en sont porteurs. Mais est-ce le rôle du médecin spécialiste d'imagerie, le moment d'un résultat d'examen complémentaire est-il le mieux adapté pour le faire, alors que dans la quasi-totalité des cas, le patient et son entourage ne seront pas revus, ou alors beaucoup plus tard, dans le cadre d'un bilan d'évolution, de suivi, en tout cas largement après les premières phases thérapeutiques ? Alors aussi que le temps presse souvent, pour le malade et le médecin, que les rendez-vous s'enchaînent pour les deux protagonistes et qu'il y a tant de choses à faire et si peu de temps pour tout cela ? Et pourtant, c'est souvent à ce moment que la question fatidique tombera : « *Ai-je le cancer ?* »

c. Les attentes du médecin prescripteur

Cette autre problématique vient parfois compliquer encore un peu une situation déjà complexe. Dans l'immense majorité des cas, pour un examen par Tep, nous sommes en possession d'une demande d'examen explicitant l'histoire clinique du patient et les attendus médicaux. Mais nous n'avons que très rarement d'information sur ce que sait le patient de la recherche diagnostique en cours. Et lorsque, les images pathologiques et positives en main, il arrive qu'un contact téléphonique soit pris directement avec le médecin adresseur, il peut nous arriver de nous entendre répondre « Dis-lui que je lui en parlerai en même temps que du traitement quand on se verra dans 2 jours (ou après la réunion de concertation pluridisciplinaire) », ou « Tu peux lui dire, ça me fera gagner du temps » !

Il ne s'agit pas là de jeter la pierre à qui que ce soit, mais parfois, la situation est pratiquement ingérable, ce qui amène des « discussions confraternelles franches » sur les thèmes : « pourquoi tu l'as revu après l'examen ?» ou « pourquoi tu lui as parlé ? », alors même que l'exigence du patient, sans même parler du devoir déontologique, voire légal, nous l'impose, ou encore le fameux « qu'est-ce que tu lui as dit, il (elle) est dans un état d'angoisse pas possible ! ».

Bien sûr, il arrive aussi, et évidemment très fréquemment, que le patient ait été informé à l'avance par son médecin du diagnostic en cours de bilan, des différentes possibilités, et qu'il soit au clair avec l'examen et ses suites possibles. Il sait que le diagnostic définitif lui sera expliqué lors d'un rendez-vous proche, en même temps, si nécessaire, que les traitements adéquats. Mais on parle peu des trains les plus fréquents, ceux qui arrivent à l'heure…

V. Savoir dire, savoir se taire, vérité(s) et mensonge(s)

Sachant que nous ne connaissons quasiment rien d'autre du patient que les résultats de son examen, que nous sommes dans l'impossibilité quasi complète, dans le bref laps de temps qui nous est imparti, d'appréhender son vécu, et notamment ce qui fait éventuellement sens pour lui dans sa pathologie, mais qu'il nous est fait obligation absolue, tant médicale qu'humaine, morale, éthique, légale, réglementaire, ordinale ou sociétale, de rencontrer ce malade au cours et au décours de l'examen par Tep et de répondre à son questionnement, que faire et comment faire ?

Nous avons vu précédemment qu'il n'est pas possible de tracer de règle systématique de ce qui serait une « bonne » prise en charge du patient compte tenu de la multiplicité des pathologies et de la variabilité des attentes de ces patients. Par contre, ce qui est certain, c'est qu'il faut se préparer à l'imprévu, à l'inconnu et à l'échange. Ce qui est certain, c'est que nous sommes amenés à nous ouvrir le plus possible aux paroles de l'autre, pas forcément pour ressentir ce qu'il ressent (nous en avons déjà parlé), mais pour essayer de comprendre ce qu'il veut nous dire. Et pour avoir une chance d'aboutir à ce résultat, il va falloir être capable d'affronter nos propres angoisses, en tout cas de les reconnaître, afin d'éviter de dresser les barrages de nos propres mécanismes de défense (dont nous allons citer quelques formes) contre le patient et ce qu'il peut provoquer en nous.

D'abord, nous avons à répondre par la vérité. Mais depuis Platon, qui observait (à peu près) dans le Ménon, que si on savait ce qu'est la vérité, on n'aurait pas besoin de la rechercher, et qui la classe dans les absolus (les transcendantaux) avec le Bien et le Beau, peu ou prou tous les philosophes se sont confrontés à cette notion. Descartes, avec son trop fameux « Je pense, donc je suis » (in « Le discours de la Méthode » en 1637), explicite cette notion, pour lui difficilement définissable (la vérité est ce qui n'est pas le mensonge, qui n'est pas la vérité…) : si je suis capable de penser, c'est que je suis, est la seule vérité évidente.

Certains ont recherché des définitions plus « opérationnelles », depuis St Thomas d'Aquin (« La vérité est l'adéquation de la chose et de l'intellect », Summa I, 16,1), jusqu'à Leibniz qui affirmera que l'homme finit par prendre pour vrai ce qu'il voudrait qui le soit, ou les tenants d'une vérité scientifique, dont on sait les avatars au fil du temps ou des lieux (« vérité en deçà des Pyrénées, mensonge au-delà » pour Pascal in « Les Pensées », tome 1, en 1670), reprenant l'assertion équivalente de Montaigne.

Rares sont ceux qui affirmeront avec Kant la nécessité absolue de la vérité et, surtout, le devoir de véracité (affirmer cette vérité), même à l'encontre d'un intérêt immédiat, au nom de la valeur intrinsèque de l'humanité.

De façon évidente, la vérité due au malade d'après les textes légaux et réglementaires aussi bien que selon la « simple » humanité, est une vérité relative, variable dans le temps. Pour les soignants, c'est cette relativité même qui fait débat, « kantique » pour quelques-uns, quantique (réductible en infimes fragments) pour d'autre, incertaine pour tous.

Dans le cadre de cette rencontre bien particulière qu'est le rendu d'un résultat d'examen d'imagerie à visée oncologique, et tout particulièrement lorsque l'examen est « positif » (vis-à-vis de la pathologie et non du malade, bien entendu), le plus facile, le plus confortable dans l'immédiat pourrait être de mentir (« je ne vois rien », ou, pire, « il n'y a rien »), ou d'esquiver les questions, même et surtout lorsqu'elles sont précises (en parlant de la pluie et du beau temps, par exemple). Ces deux mécanismes sont fréquemment liés, et rendent la suite de la prise en charge particulièrement ardue, pour peu que le soignant ait su se montrer convaincant. Le malade repartira rassuré, certes, mais le choc n'en sera que plus rude lorsqu'il faudra assumer, par exemple, le diagnostic réel et les suites thérapeutiques éventuellement agressives.

Moins graves peut-être quant aux suites pratiques, mais tout aussi négatives quant à l'ébauche d'une relation thérapeutique, la banalisation forcée, la dérision, voire l'agressivité du soignant vers le patient. Ce n'est pas banaliser que d'expliquer à un patient que le cancer de la prostate est le plus fréquent des cancers de l'homme, mais dire que « tout le monde s'en sort » est tout à fait autre chose. Ce n'est pas de la dérision qu'essayer d'arracher un sourire à un patient en lui expliquant que tout sera mis en œuvre pour l'aider, mais c'en est que se dire qu'il appréciera sûrement « la bonne blague » sur le cancer qu'on a entendu la veille. Et l'agresser parce qu'il (ou elle) pleure, c'est faire preuve d'un manque flagrant de professionnalisme. Bien sûr, la « récupération » du patient par le professionnel suivant est parfois plus aisée que dans le cas précédent, mais elle provoque une perte de confiance qui se globalise sur l'ensemble des soignants. De la même façon, tout dire sans autre précaution « parce que c'est comme ça », peut être vécu par le malade comme une agression, même si ce n'est en aucun cas volontaire de la part de celui qui apporte les explications, et que certains patients attendent justement, nous l'avons vu, une annonce immédiate et peut-être brutale.

L'identification est également un mécanisme de défense du soignant (et c'est en ce sens que l'empathie peut être autre chose qu'une vertu), même si elle peut sembler plus « gentille », puisqu'elle va pousser le soignant à projeter ses propres sentiments, vécu ou valeurs vers son malade, ce qui aboutit forcément à des contresens ou une agression. Le risque est alors de donner des conseils dépassant de loin les compétences et les responsabilités de celui qui parle, et donc de mal orienter le patient, aboutissant là aussi à une perte potentielle de confiance envers les soignants dans leur ensemble, puisque l'oncologue vu par la suite dira bien autre chose que ce que le malade aura entendu de prime abord. Ce n'est pas parce que « *moi, à votre place, je choisirais les rayons* » (phrase que je me suis malheureusement entendu dire à un patient qui m'avait ému parce qu'il me faisait penser à mon grand-père), que c'est effectivement la solution optimale pour ce patient-là, ni à ce moment précis. Ce n'est pas parce que tel patient fumeur invétéré me disait refuser catégoriquement d'arrêter de fumer malgré une forte suspicion de cancer bronchique (« *et qu'est-ce qui me restera après, et est-ce que vous êtes sûr que ça me permettrait de guérir ?* ») que, pour autant, la phrase qui m'a échappé il y a longtemps, « *comme ça, vous savez pourquoi le traitement a de bonnes chances de rater* », était de quelque façon justifiée ou excusable, même par mon inexpérience de l'époque.

Un mécanisme plus fréquemment retrouvé, notamment dans les disciplines médicales les plus techniques, est le recours à un discours « jargonnant », incompréhensible pour le commun des mortels et même pour une bonne part des médecins non spécialistes de la question. S'il n'y a pas là de mépris volontaire pour le patient (et son éventuelle incapacité à comprendre ce qu'on lui dit), on retrouve bien sûr ici une position de refuge du médecin dans la forteresse de son savoir, forteresse la plus inexpugnable possible, qui lui évite de se remettre éventuellement en cause, en cas d'échec, d'erreur ou d'impossibilité d'obtenir la guérison par exemple.

Il ne faut pas voir, néanmoins, dans cette liste, un éloge de la froideur dans la relation médecin/malade, mais bien plus la nécessité absolue de la recherche d'un équilibre entre ce que le soignant sait (réellement ?), ce qu'il pense que le patient (et/ou son entourage) doi(ven)t savoir et ce que celui (ceux)-ci est (sont) prêt(s) à entendre et à comprendre.

Pour aboutir au mieux à ce résultat, en plus des qualités nécessaires à l'écoute du patient (mais cela peut s'apprendre, ce n'est pas une « faculté intuitive »), il y a aussi la nécessité absolue de sacrifier un peu de ce qui manque parfois le plus aux soignants : le temps.

De ce fait, dans le but de tenter de faire au mieux avec les moyens à notre disposition, nous avons choisi d'essayer de procéder de la même façon dans les différents services où nous avons pu exercer, avec l'accord et la participation de l'ensemble des équipes en place.

Les patients sont vus une première fois par le médecin avant la réalisation de l'examen, de façon souvent brève, entre 5 et 10 minutes, très rarement plus d'1/4 d'heure. Le thème annoncé de cette rencontre est d'expliquer au patient le « modus operandi » de l'examen par TEP. Mais, pour le médecin, le but est surtout de faire parler le patient de ce qu'il sait ou croit savoir de sa pathologie, de ses sentiments ou de toute autre chose qui lui semble importante à dire, à un moment où aucune question ne peut recevoir de réponse un tant soit peu fondée par un résultat objectif puisque l'examen n'a pas encore eu lieu, ce que tous comprennent fort bien. Cette phase « d'approche » du patient n'est pas angoissante pour lui, puisqu'on lui explique ce qui va se passer, et souvent extrêmement informative pour l'équipe. Elle prépare de façon très satisfaisante les deux étapes suivantes, la réalisation de l'examen (dont nous avons parlé plus haut) et, surtout, le rendu des résultats. Elle permet également de rencontrer l'entourage du patient, s'il est accompagné (ce qui est très fréquemment le cas), et de commencer à percevoir d'éventuelles divergences d'option ou d'opinion. Ce moment doit nous entrouvrir la porte qui nous autorisera à accéder plus facilement au patient.

Mais, bien sûr, la rencontre principale est celle qui a lieu après l'examen, et celle-là est autrement plus délicate, car souvent chargée d'attente et d'espoir. Comme nous l'avons vu plus haut, il nous appartient de donner, non pas un diagnostic, dont la certitude appartient exclusivement à l'anatomo-pathologiste (médecin spécialiste qui analyse les tissus ramenés par les biopsies, par exemple, et définit entre autres leurs caractéristiques cellulaires), non pas un traitement, puisque celui-ci sera fixé par le médecin oncologue, radiothérapeute ou spécialiste d'organe concerné, et discuté lors des Réunions de

Concertation Pluridisciplinaires, mais une orientation compréhensible par le patient, basée sur une image, rarement pathognomonique, mais souvent très informative. Il faut que le malade puisse, s'il le veut et le peut, comprendre que la présomption de cancer s'aggrave, ou, au contraire, n'est pas modifiée par l'examen par TEP. Que le premier traitement qu'il a subi semble avoir été efficace, ou qu'il n'a pas permis de modification de l'image antérieure. Que l'on retrouve, ou pas, d'aspect évocateur d'une récidive, d'une métastase ou d'un envahissement, mais en parlant effectivement d'aspect, d'image, jamais de certitude. Cette deuxième rencontre, elle aussi, dure une dizaine de minutes en général (soit de 15 minutes à ½ heure en tout par patient, ce qui est beaucoup compte tenu du nombre d'examens quotidiens).

L'une des plus grandes difficultés, pour le médecin isotopiste, qui a, nous l'avons vu plus haut, l'obligation de revoir le patient après l'examen, est de ne pas se laisser aller à dépasser son rôle, à annoncer des diagnostics insuffisamment fondés ou à proposer des orientations thérapeutiques qui dépassent sa compétence, sans pour autant rester dans un flou trop angoissant pour le patient et sans lui mentir. Il devra savoir dire « je ne sais pas » lorsque cela est réel ou simplement nécessaire, dire « je ne vois rien » au lieu de « il n'y a rien », et toujours laisser toutes les possibilités ultérieures ouvertes, en rappelant que le diagnostic complet découle d'un ensemble d'éléments, dont la Tep n'est qu'un fragment, même s'il nous semble aujourd'hui fondamental.

Mais aussi, dans le bref temps de discussion de ce colloque singulier, il est possible d'apporter des paroles rassurantes. De dire, non pas « nous allons vous guérir », mais « nous ferons tout ce qui est possible pour y arriver ». Si le patient envisage une issue fatale, parfois à raison, mais parfois de façon très probable à tort, il est possible de lui affirmer qu'il ne sera pas seul, et que, même si la guérison n'est pas certaine, un soulagement important, et souvent long, pourra être obtenu. Il ne faudra pas oublier que nous ne sommes pas dans le temps d'un dispositif d'annonce organisé et que le patient repart assez vite chez lui, et qu'il ne doit pas, si c'est possible, se trouver face à des angoisses plus importantes que celles qu'il avait en arrivant. Il faudra essayer de percevoir si le patient a besoin de plus, ou de moins de paroles, essayer de comprendre si nous en avons trop dit ou pas assez et si il y a une relation entre ce que nous aurons voulu dire et ce que le malade (et éventuellement son entourage) en aura compris.

Tous ces éléments, bien sûr, expliquent pourquoi de nombreux spécialistes de médecine nucléaire choisissent, jusqu'à aujourd'hui, d'éviter une bonne part de ces problèmes en ne voyant pas les patients après l'examen, ou se contentent d'un vague « j'envoie les résultats à votre médecin », ce qui, répétons-le encore une fois, est contraire à la loi, tant à son esprit qu'à sa lettre, et aux exigences ordinales. Les malades sont souvent habitués à cette façon de faire, mais il est peu probable qu'ils s'en satisfassent réellement, ce que prouve d'ailleurs la fréquence de plus en plus grande des recours contentieux à l'encontre de cette réponse. Cette mise en danger légale du médecin évite une mise en risque intime plus profonde, vue et vécue par lui comme bien plus dangereuse, ou en tout cas plus angoissante, et le dégage certainement d'une prise en charge sans doute plus difficile. Mais peut-on penser que se défausser de ces obligations d'information puisse rester possible encore longtemps ?

VI. Conclusion

Arrivé au terme (provisoire ?) de ce travail, des imperfections m'apparaissent d'emblée, et la plus importante est sans doute l'interrogation sur son opérabilité, son utilité pratique.

Certes, si on peut penser que l'état des lieux actuels des exigences des uns et des autres, ainsi que des pratiques, est rendu d'une façon relativement ressemblante à notre réalité quotidienne, il n'est absolument pas sûr qu'il soit possible d'utiliser ce bref texte pour proposer une façon de faire, un type de prise en charge applicable conforme aux exigences de la loi en même temps qu'aux demandes des patients ou qu'aux possibilités réelles des soignants, notamment médecins.

Mais est-il possible de proposer à chacun un travail éthique en dehors, éventuellement au-delà, de ses capacités psychologiques, ce qui n'implique en rien une carence professionnelle technique ? Est-il pensable de faire abstraction du vécu des uns et des autres pour passer à un stade où il soit possible d'assumer ses propres angoisses, en tout cas suffisamment pour permettre une écoute efficace, utile, du patient ?

Ce questionnement n'est en rien différent selon le médecin concerné : l'isotopiste au décours d'un examen par Tep est dans la même situation que le médecin traitant à sa consultation. Le médecin reste toujours pour une part « face » au malade, même s'il se veut le plus possible à son côté dans le combat contre la maladie.

Reconnaître et assumer ce positionnement est à mon sens le seul moyen d'offrir à celui qui le demande une aide réelle autre que purement technique, ce qui permettra à tous les protagonistes d'aboutir à une collaboration efficace, accompagnant la guérison somatique probable d'un moindre délabrement psychique.

Il n'en reste pas moins que nous devons nous imposer, autant que possible, en tant que soignants, de porter un regard de responsabilité humaine en même temps que technique sur nos patients. Nous avons à nous engager dans un travail personnel qui permette de regarder l'autre autrement que comme un gêneur porteur d'une maladie qui serait seule intéressante, en admettant notre propre faillibilité tout en nous assurant de l'évolution qualitative et quantitative de nos connaissances.

Nous avons à nous former, encore et toujours, et notamment à cette information au patient et à la reconnaissance de ses besoins.

Reconnaître en même temps notre propre responsabilité éventuelle, lorsqu'elle peut être engagée, dans un échec, fait tout autant partie des éléments qui nous sont demandés par l'ensemble des composantes de la société. Cela peut nous permettre à tous, si les questions sont posées avec franchise et honnêteté, d'affronter les exigences croissantes des malades confrontés à des pathologies graves, parfois chroniques, quelquefois mortelles, et pour lesquels, patients autant que pathologies, toute certitude est le plus souvent exclue.

BIBLIOGRAPHIE

Textes légaux et réglementaires

Code de Santé Publique, articles L. 1111-2, L. 1111-4 et suivants, loi du 4 mars 2002 (qui réaffirme le droit du patient d'être informé, associé à toutes les décisions de prévention, de diagnostic et de soin qui le concernent).

Code de déontologie médicale, Article 35 (article r.4127-35 du CSP) (sur l'information au patient).

Décision de la Cour de Cassation, Cass. Civ 1, 16.1.2013, N° 14 (sur l'information au patient par tout médecin, y compris les spécialistes en imagerie).

Manuel de Certification des Etablissements de Santé, Haute Autorité de Santé, critères 11a (sur l'information du patient), 11b (sur son consentement et sa participation aux soins), 22a (sur les demandes d'examen d'imagerie et le rendu des résultats), 22b (sur la démarche qualité en service d'imagerie) et 26b (sur les services de Médecine Nucléaire en tant que porteurs de risques majeurs).

Ouvrages généraux, Dictionnaires

CANTO-SPERBER M. (Dir.) (2004). *Dictionnaire d'éthique et de philosophie morale, tome 2, 4ème édition.* Paris : PUF

CLEMENT E. (1994). *La Philosophie de A à Z.* Paris : Hatier

LAROUSSE (2013). Dictionnaire. Paris : Larousse

RAZAVI D., DELVAUX N. (1994). *Psycho-oncologie*. Paris : Masson

Autres ouvrages et articles

ABIVEN M. (1976). Laisser le malade venir à sa vérité. *Laennec*, 25 (2), 7-10

ALSINA C. (mars 2013). *Plans de métro et réseaux neuronaux : la théorie des graphes*, coll. « Le monde est mathématique ». Paris : Le Monde

BLOOM P. (20 mai 2013) à propos du livre « The Science of Evil : On Empathy and the Origins of Cruelty ». *The New Yorker*

BONNIN A, BROUSSOULOUX C, CONVARD JP. (1998). *Éthique et imagerie médicale.* Paris: Masson

CLARYSSE A. (1986). Cancer : dire la vérité ? *Revue médicale de Liège*, XI (17), 632-7

Collectif, (1986) Les soignants et la vérité. *JALMALV*, 7

Collectif. (2004). *Médecine et Justice : Face à la demande de mort, Rencontres du TGI de Paris.* Paris : Espace Ethique, APHP

DESCHAMPS D. (1995). La peur d'en parler. *JALMALV*, 41, 24-29

DOUESNARD S., CHAREST M.-C. (1993). La vérité n'appartient à personne. *Frontières*, 6 (1), 17-21

DUTIER A. (août 2013). Réflexions sur la place des médecins spécialistes en médecine nucléaire dans le dispositif d'annonce en cancérologie. *Médecine Nucléaire*, 37 (8), 310–312

FOREST M-I., RAPIN C-H. (1995). Toute vérité n'est pas bonne à dire. *Cahiers médico-sociaux*, 39, 423-427

GENARDIERE (de la) C. (1989). Pour une modulation du dire, au lieu du tout ou rien. *Laennec*, 1, 2-5

HIRSCH E. (2005). Approches de la fin de vie et de la mort en réanimation. *Espace Ethique, APHP*

ISRAEL L. (1968). *Le médecin face au malade.* Bruxelles : Ch. Dessart

LEVINAS E. (1984). *Ethique et infini.* Paris : Le livre de Poche

OLLIVIER L, et al. (2009). *Patient experiences and preferences : development of practice guidelines*

in a cancer imaging department. Cancer Imaging 9, 92–7.

PERGAMNICK D. (1985) *Contribution à l'étude du coût du cancer du col utérin.* Thèse de Doctorat en Médecine, Strasbourg I

RICOEUR P. (1990) *Soi-même comme un autre,* Paris : Le Seuil

RICOT J. (2013). *Du bon usage de la compassion.* Paris : PUF

SENRA A., PALMEIRO R., GARCIA-BLANCO P. (1988). Faut-il communiquer le diagnostic de cancer aux malades ? *Cancer*, 75, 517-522

STROBEL R. (1998). *Le vieil homme et la mort, Mémoire du D.U. de Psycho-oncologie*, Lyon

TONDEUR M, HAM H. (2000). Should nuclear medicine physicians give the results of radioisotope examinations directly to patients? *Nucl. Med. Commun.* 21, 781–3

Sites ou articles Internet

http//coaching-liempathie-harmony.jimdo.com

DECHIEVRE D. (avril 2006). Quelle différence entre empathie, sympathie et compassion? *Psycho, communication, développement personnel,* http//www.has-sante.fr/portail/jcms/c_272040/ (mars 2000). *Information des patients.* Recommandations destinées aux médecins. Agence nationale d'accréditation et d'évaluation en santé

http//www.has-sante.fr/portail/jcms/c_698028/ (février 2008). *Annoncer une mauvaise nouvelle.* Haute Autorité de Santé

http//www.larousse.fr

http//www.maieusthesie.com **GODEFROID N.** (25 XI 2000). *Les pièges de l'empathie*

http//www.web.ordre.medecin.fr/rapport/refusdesoins.pdf **BOUQUIER JJ**. (Janvier 2004). *Du droit au consentement au droit de refus de soins.* Conseil national de l'ordre des médecins

Table des matières

Santé et Médecine
aux éditions L'Harmattan

Dernières parutions

RAISON PERDUE...?
L'Illusion psychiatrique
Avec la collaboration de Jean-Jacques Ritz
Le système psychiatrique se détériore au point, qu'après les psychologues et les philosophes, ce sont les praticiens qui s'inquiètent. Établir un bilan et amorcer une reconsidération de l'ensemble du problème s'impose aux auteurs afin d'annoncer un débat nécessaire, qui n'a guère progressé ces dernières années.
(17.50 euros, 162 p.)
ISBN : 978-2-343-13276-1, ISBN EBOOK : 978-2-14-005229-3

CHIRURGIE DE L'OBÉSITÉ ET DIÉTÉTIQUE
Une spécialiste répond à vos questions
Bonnemaison Julia
Ce guide nutritionnel simple et concret permet de tout savoir sur la diététique avant et après une opération de chirurgie de l'obésité. Ce livre propose des recettes simples, des témoignages de patients et l'expérience indispensable d'une spécialiste.
(Coll. Ethique et pratique médicale, 12.00 euros, 88 p.)
ISBN : 978-2-343-13390-4, ISBN EBOOK : 978-2-14-005155-5

LA MÉDECINE FORMATÉE
Médecins et malades face aux nouvelles technologies
Lacroix Jacques-Michel - Préface d'Alain de Benoist
Les nouvelles technologies vont profondément modifier la manière de soigner et d'envisager la santé. Le transhumanisme, l'uberisation de la médecine, la GPA, autant de mutations importantes qui viennent modifier les pratiques médicales. L'auteur s'interroge sur les réponses des médecins face à ces changements pour préserver leurs intérêts et ceux de leurs patients, sur la possibilité de conserver une relation médecin-malade harmonieuse sans être contraint de suivre les normes de ceux qui veulent profiter du marché de la santé.
(Coll. Ethique et pratique médicale, 16.50 euros, 150 p.)
ISBN : 978-2-343-13220-4, ISBN EBOOK : 978-2-14-004993-4

NUMERUS CLAUSUS
De la maltraitance des carabins au naufrage de la médecine générale
Sèle Bernard – Préface du professeur Didier Sicard
Cet ouvrage dénonce l'existence du «numerus clausus» qui clôture la première année de médecine et de la maltraitance de milliers d'étudiants qui en découle.

Gigantesque bizutage institutionnel, l'auteur le perçoit comme une machine à produire de l'échec et le rend responsable de l'apparition de déserts médicaux. Il propose un changement radical du cursus de formation des professionnels de santé en abrogeant cette méthode de sélection et apporte de nombreuses pistes de réflexion.
(Coll. Ethique et pratique médicale, 11.50 euros, 80 p.)
ISBN : 978-2-343-13066-8, ISBN EBOOK : 978-2-14-004944-6

GROSSESSE ET ALCOOL
Représentations et appropriations d'une priorité de santé
Sous la direction de Florence Douguet et Thierry Fillaut
L'intérêt porté depuis le début des années 2000 à la question de la consommation d'alcool des femmes enceintes, ou souhaitant le devenir, mérite qu'on s'y arrête. Ces textes interrogent le processus par lequel un problème de santé scientifiquement démontré (rôle tératogène de l'alcool pour le fœtus) devient une priorité de santé pour les politiques et les soignants de premiers recours.
(Coll. Logiques sociales, 27.00 euros, 274 p.)
ISBN : 978-2-343-13287-7, ISBN EBOOK : 978-2-14-005017-6

JÉRÔME FRACASTOR (1478-1553)
De la nature des choses à la nature des germes
Teyssou Roger
Pour le médecin et humaniste Jérôme Fracastor, la maladie infectieuse naissait et se propageait d'organisme en organisme par l'intermédiaire de minuscules semences vivantes, vecteurs spécifiques des maladies épidémiques. Son message novateur ne fut pas entendu. Il fallut plus de trois siècles pour que les médecins le comprennent...
(Coll. Acteurs de la Science, 15.00 euros, 136 p.)
ISBN : 978-2-343-13451-2, ISBN EBOOK : 978-2-14-005150-0

LA THÉRAPEUTIQUE DE FRACASTOR
Lexique des médicaments
Teyssou Roger
Voici l'armoire à pharmacie de Jérôme Fracastor. Sous forme d'un index, toutes les substances médicamenteuses utilisées par le médecin et leur usage thérapeutique sont répertoriés dans cet ouvrage. Ce lexique est le complément de l'ouvrage *Jérôme Fracastor (1478-1553) – De la nature des choses* à la nature des germes.
(Coll. Acteurs de la Science, 20.50 euros, 206 p.)
ISBN : 978-2-343-13452-9, ISBN EBOOK : 978-2-14-005151-7

CARTOGRAPHIES CORPORELLES, CONFLITS DE TEMPORALITÉ ET CONTINUUM DE VIOLENCES
Femmes meurtries et médicaments nocifs
Fines Louise
En raison des cycles spécifiques qui marquent leurs existences, les femmes sont plus susceptibles de subir des complications graves sur leur santé. Moyens

de contraception, médicaments pris durant la grossesse, et autres prothèses mammaires sont autant de dangers auxquels s'exposent les femmes et leurs enfants. À travers les préjudices causés par les crimes en col blanc, cet ouvrage retrace les tactiques des organisations qui tentent de maintenir à tout prix leurs produits nocifs sur le marché.
(Coll. Questions contemporaines, 23.50 euros, 230 p.)
ISBN : 978-2-343-13380-5, ISBN EBOOK : 978-2-14-005134-0

LES MUSICIENS, LA MALADIE ET LA MÉDECINE
De Guillaume de Machaut à Béla Bartok
Pinet Patrice
Cet ouvrage explore les vies médicales de onze compositeurs célèbres et, à travers elles, les maladies qui ont traversé les siècles. L'auteur rend compte également des thérapeutiques utilisées au fil des siècles et observe l'impact de la vie sexuelle des musiciens et les effets psychiques de leurs passions amoureuses sur leur morbidité. Outre le souci éternel que procure l'amour, l'évolution du mode de vie des musiciens révèle une tendance aux conduites addictives, source de risques accrus pour la santé.
(Coll. Médecine à travers les siècles, 39.00 euros, 416 p.)
ISBN : 978-2-343-13073-6, ISBN EBOOK : 978-2-14-005016-9

MÉDECINE PERSONNALISÉE ET BIOÉTHIQUE
Enjeux éthiques dans l'échange et le partage des données génétiques
Stoekle Henri Corto
Préface de Christian Hervé, Pierre Tambourin et Francis Quétier
La médecine personnalisée devrait être renommée «médecine des données». Elle tente, à partir d'une quantité importante de données, d'induire ou de déduire des informations valorisables au niveau du soin, de la recherche et de l'industrie. L'ensemble de ces données génétiques et informationnelles transitent par un réseau de communication dématérialisé centralisant le stockage, une partie du traitement et de l'analyse. L'accessibilité de cette plateforme et son usage soulèvent alors de nombreuses inquiétudes éthiques auxquelles cet ouvrage tente d'apporter des solutions.
(Coll. L'Ethique en mouvement, 19.50 euros, 186 p.)
ISBN : 978-2-343-12904-4, ISBN EBOOK : 978-2-14-004910-1

MANUEL D'HÉMATOLOGIE
Physiologie
Thiam Doudou
Ce tome porte sur la physiologie hématologique classique axée sur les modules de cytologie, d'immunohématologie et d'hémostase, enrichie et actualisée comme l'attestent les chapitres portant sur la transfusion sanguine avec ses différentes modalités et alternatives et sur les traitements en hémostase et leurs contrôles biologiques. La bonne compréhension de la physiologie permet une meilleure maîtrise de la pathologie hématologique qui fera l'objet d'un deuxième tome.
(27.50 euros, 246 p.)
ISBN : 978-2-343-11625-9, ISBN EBOOK : 978-2-14-004901-9

CORPS ET ÂMES
Les hommes et la médecine au XVIIIème siècle
Boyer-Labrouche Annie
Quelle était la place de la santé sous l'Ancien Régime où le poids du christianisme était si lourd et les clivages sociaux puissants ? Afin d'expliquer la vie quotidienne dans les hôpitaux, Annie Boyer-Labrouche a puisé ses sources dans des archives uniques, réalisant ainsi une étude remarquable de démographie historique, où l'homme est en plein cœur. Cet ouvrage ouvre une réflexion indéniable faisant écho aux problématiques de santé actuelles.
(Coll. Médecine à travers les siècles, 26.00 euros, 246 p.)
ISBN : 978-2-343-12170-3, ISBN EBOOK : 978-2-14-004750-3

LE DROIT À LA SANTÉ ET LA PRISON
Quelle protection, quels enjeux ?
Sous la direction de Jean-Paul Céré
Le respect du droit à la santé des personnes détenues est aujourd'hui une préoccupation majeure et un sujet sensible tant pour l'administration pénitentiaire que pour les personnels de santé. Le contexte de surpopulation carcérale prégnant, tant en France qu'au Brésil, ne facilite pas la tâche. La concentration de personnes précarisées sur le plan sanitaire et les effets de la détention sur la santé compliquent la recherche d'une adéquation des soins à l'état de santé des personnes détenues.
(Coll. Comité international des pénalistes francophones, 17.50 euros, 160 p.)
ISBN : 978-2-343-12464-3, ISBN EBOOK : 978-2-14-004440-3

L'ANALYSE DE PRATIQUES PROFESSIONNELLES EN INSTITUT DE FORMATION EN SOINS INFIRMIERS
Expression de la singularité des cadres de santé formateurs
Rivier Delphine - Préface de Jean-Louis Boutte et Claudine Dos Santos
La mise en place des séquences d'analyse de situations et/ou d'activités professionnelles par les cadres de santé formateurs semble complexe, de par des approches différentes, ce qui entraîne des difficultés d'harmonisation dans les pratiques des formateurs au sein des Instituts de Formation en Soins Infirmiers. Cet ouvrage vise à mieux comprendre ce qui se joue actuellement lors de ces séquences pour les étudiants infirmiers et les cadres de santé formateurs.
(Coll. Logiques sociales, 19.50 euros, 188 p.)
ISBN : 978-2-343-12553-4, ISBN EBOOK : 978-2-14-004570-7

APPRENDRE DE SES GESTES – De la santé motrice au bien-être
Sous la direction de Bernard Andrieu et Luc Collard
Apprendre de sa santé motrice nécessite, en première partie, d'analyser les gestes à partir des techniques du corps et des effets sur la perception du corps vécu. Apprendre du bien-être de son corps vivant, en deuxième partie, explore l'estime de soi et l'approfondissement par des gestes sensoriels. Apprendre par des gestes ludo-coopératifs ouvre, en troisième partie, à une socialisation heureuse et partagée dans une santé durable.
(Coll. Mouvements des Savoirs, 34.00 euros, 328 p.)
ISBN : 978-2-343-12666-1, ISBN EBOOK : 978-2-14-004636-0

Structures éditoriales du groupe L'Harmattan

L'Harmattan Italie
Via degli Artisti, 15
10124 Torino
harmattan.italia@gmail.com

L'Harmattan Hongrie
Kossuth l. u. 14-16.
1053 Budapest
harmattan@harmattan.hu

L'Harmattan Sénégal
10 VDN en face Mermoz
BP 45034 Dakar-Fann
senharmattan@gmail.com

L'Harmattan Cameroun
TSINGA/FECAFOOT
BP 11486 Yaoundé
inkoukam@gmail.com

L'Harmattan Burkina Faso
Achille Somé – tengnule@hotmail.fr

L'Harmattan Guinée
Almamya, rue KA 028 OKB Agency
BP 3470 Conakry
harmattanguinee@yahoo.fr

L'Harmattan RDC
185, avenue Nyangwe
Commune de Lingwala – Kinshasa
matangilamusadila@yahoo.fr

L'Harmattan Congo
67, boulevard Denis-Sassou-N'Guesso
BP 2874 Brazzaville
harmattan.congo@yahoo.fr

L'Harmattan Mali
Sirakoro-Meguetana V31
Bamako
syllaka@yahoo.fr

L'Harmattan Togo
Djidjole – Lomé
Maison Amela
face EPP BATOME
ddamela@aol.com

L'Harmattan Côte d'Ivoire
Résidence Karl – Cité des Arts
Abidjan-Cocody
03 BP 1588 Abidjan
espace_harmattan.ci@hotmail.fr

L'Harmattan Algérie
22, rue Moulay-Mohamed
31000 Oran
info2@harmattan-algerie.com

L'Harmattan Maroc
5, rue Ferrane-Kouicha, Talaâ-Elkbira
Chrableyine, Fès-Médine
30000 Fès
harmattan.maroc@gmail.com

Nos librairies en France

Librairie internationale
16, rue des Écoles – 75005 Paris
librairie.internationale@harmattan.fr
01 40 46 79 11
www.librairieharmattan.com

Librairie l'Espace Harmattan
21 bis, rue des Écoles – 75005 Paris
librairie.espace@harmattan.fr
01 43 29 49 42

Lib. sciences humaines & histoire
21, rue des Écoles – 75005 Paris
librairie.sh@harmattan.fr
01 46 34 13 71
www.librairieharmattansh.com

Lib. Méditerranée & Moyen-Orient
7, rue des Carmes – 75005 Paris
librairie.mediterranee@harmattan.fr
01 43 29 71 15

Librairie Le Lucernaire
53, rue Notre-Dame-des-Champs – 75006 Paris
librairie@lucernaire.fr
01 42 22 67 13

www.ingramcontent.com/pod-product-compliance
Lightning Source LLC
LaVergne TN
LVHW051409061026
849535LV00009B/3437